幸『孕』妈妈

自然母乳喂养
一本就够了

许鼓　于伟 ◎主编

黑龙江科学技术出版社

HEILONGJIANG SCIENCE AND TECHNOLOGY PRESS

图书在版编目（CIP）数据

自然母乳喂养一本就够了 / 许鼓，于伟主编 . -- 哈
尔滨：黑龙江科学技术出版社，2018.5
（幸"孕"妈妈）
ISBN 978-7-5388-9583-4

Ⅰ . ①自… Ⅱ . ①许… ②于… Ⅲ . ①母乳喂养 - 基
本知识 Ⅳ . ① R174

中国版本图书馆 CIP 数据核字 (2018) 第 050896 号

自然母乳喂养一本就够了

ZIRAN MURU WEIYANG YI BEN JIU GOULE

作　　者	许鼓 于伟	
项目总监	薛方闻	
责任编辑	梁祥崇	
策　　划	深圳市金版文化发展股份有限公司	
封面设计	深圳市金版文化发展股份有限公司	
出　　版	黑龙江科学技术出版社	
	地址：哈尔滨市南岗区公安街 70-2 号　邮编：150007	
	电话：（0451）53642106　传真：（0451）53642143	
	网址：www.lkcbs.cn	
发　　行	全国新华书店	
印　　刷	深圳市雅佳图印刷有限公司	
开　　本	685 mm×920 mm　1/16	
印　　张	13	
字　　数	200 千字	
版　　次	2018 年 5 月第 1 版	
印　　次	2018 年 5 月第 1 次印刷	
书　　号	ISBN 978-7-5388-9583-4	
定　　价	39.80 元	

前言
PREFACE

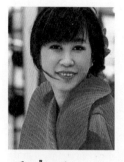

王慎明

国际芳香按摩母婴护理专家
出生于台北，现定居深圳

母乳喂养，你最好的选择

历史是一个圈，从传统的母乳喂养，到推崇配方奶粉，重新回到母乳喂养。我们经历了太多，也有太多的宝宝因为不当的配方奶粉受到伤害，那些娇嫩的皮肤长满湿疹，让人心疼。

可以说，母乳喂养从来没有像今天这样备受推崇，这是一个好现象。但是不完善的科学认识会让母乳喂养的观念摇摆不定，今天有人告诉你母乳喂养好，你就给宝宝喂母乳，明天又有人说配方奶粉营养更全面，你就给宝宝喝奶粉，这种反复的观念伤害的是你最爱的宝宝。这也是本书用整一章的内容对母乳喂养进行详尽说明的原因，希望各位新妈妈能清楚认识母乳喂养的好处，而不是人云亦云地行事。

说起来，奶粉这么贵，如果能用纯母乳喂养，可以极大地减轻家庭经济负担。母乳喂养对新妈妈减肥也有很大帮助。通过阅读本书，你就能明白母乳喂养有数不清的好处：宝宝更健康、更聪明、更漂亮；妈妈能减掉孕期积累下来的大量脂肪，远离妇科病威胁。母乳真算得上得天独厚的母子的宝藏。

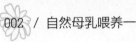

　　新妈妈们在哺乳过程中会遇到各种各样的问题，我也曾被咨询过许多让她们困扰的难题。我喜欢孩子，我更喜欢充满母爱的母亲。我常感到母爱的伟大，生命传承的神奇。所以只要是求助于我的新妈妈新爸爸，我都会尽我所能去帮助他们。但一对一的帮助也很有限，有没有让更多人受益的方法呢？在这方面，许鼓和于伟两位老师就做得很好。他们把他们所知的写进书里，让读到这本书的新妈妈新爸爸都能轻松完成母乳喂养，出现问题也能不慌不忙地得到解决。

　　两位作者都有多年的母婴护理工作经验，对于教导新手父母如何养育刚出生的宝宝都有成熟的理论和见解，也有足够的耐心。

　　一本有温度的书，除了能答疑解惑，更能关爱阅读者的身心。新妈妈能从书里得到无微不至的关怀，新爸爸则能从书里学会关怀妻子的方法，幸福的妈妈分泌幸福的乳汁，宝宝也会成为健康快乐的宝宝。

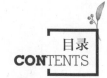
目录
CONTENTS

Part 01 选择母乳喂养的科学理由

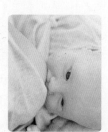
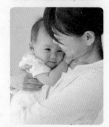
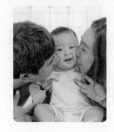

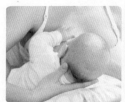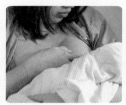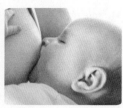

P_{art}02 百分百母乳喂养的充足准备

P_{art}03 不同情况下的母乳喂养指南

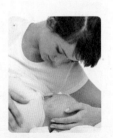

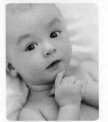

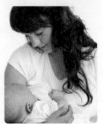

Part04 从容应对母乳喂养问题的实用教程

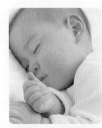
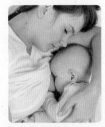
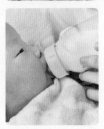

P05 好好疼爱月子期妈妈的贴心妙招

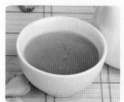
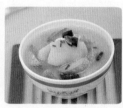
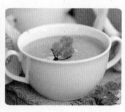

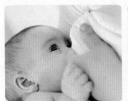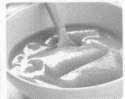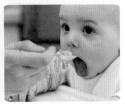

P_{art}06 健康营养的断奶好时光

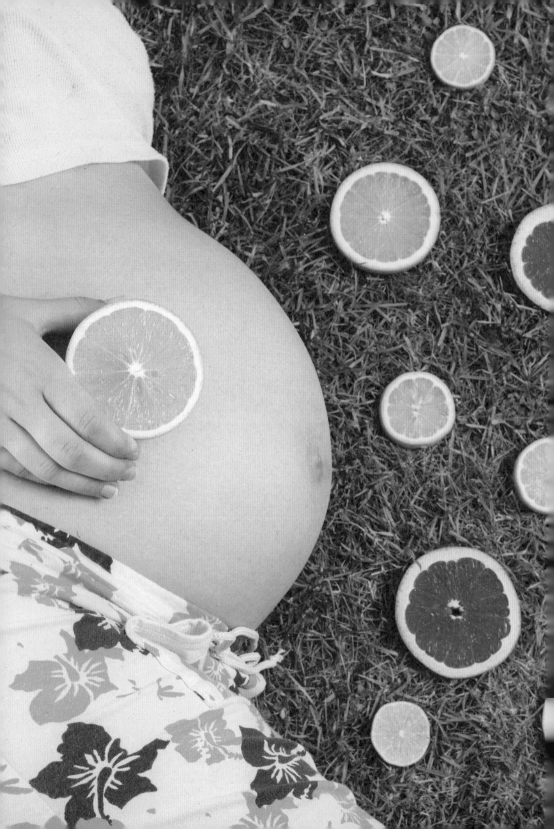

Part 01 选择母乳喂养的科学理由

　　十月怀胎，经历了千辛万苦终于迎来了自己的宝宝，你恨不得倾尽所有送给自己的宝宝。

　　有一件礼物，是你的宝宝最喜欢的，它可以提高宝宝的智商，能让宝宝的免疫力不断增强，能让宝宝的各器官都能正常发育、运作，能让宝宝将来患糖尿病的概率大大降低，能让宝宝更加亲近你、喜欢你、依赖你……

　　总之，它是这么一件让你的宝宝现在受益、将来受益、终身受益的礼物——这不是稀世的珍宝，这就是宝宝妈妈的乳汁。

一、母乳——宝宝的
天然食物

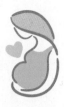

　　哺乳动物之所以定义为哺乳动物，就是因为雌性动物产下幼崽后，会分泌乳汁，并利用乳汁哺乳幼崽。

　　哺乳动物哺乳幼崽的本能亘古不变，几亿年来，哺乳动物通过哺乳的方式将物种成功地延续了下来。这是因为乳汁的成分中所富含的营养物质能够满足幼崽的成长需求。所有的哺乳动物都是从乳汁中获取生长发育的第一股力量，而后才茁壮成长的。乳汁是变身为母亲的雌性动物体内凝结出的最适合幼崽的天然食物。

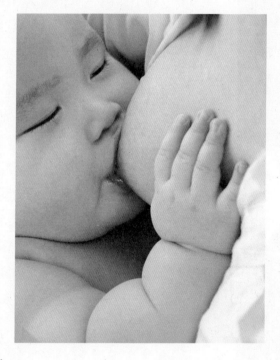

　　人类属于哺乳动物的一种，因此在女性孕育了宝宝之后，乳房会分泌母乳也是自然而然的事情。与所有哺乳动物一样，母乳也是我们人类宝宝最健康、安全、合理的天然食物。

　　母乳中含有婴儿身体所需的各种营养成分，有蛋白质、脂肪、乳糖、维生素、矿物质等，不仅营养成分丰富，各营养成分的比例也十分合理，且极易为婴儿所吸收，是名副其实的为宝宝量身定做的营养食品。

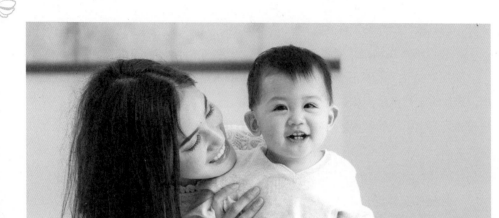

母乳不可代替的营养优点

最易吸收的优质蛋白质

蛋白质是宝宝身体成长所必需的营养物质。但婴儿的肠胃发育还不完整，对优质蛋白质的吸收能力较差。而母乳中的蛋白质，因清蛋白多而酪蛋白少，更容易为宝宝的肠胃所吸收，不易导致腹泻，更有抑菌作用，保护宝宝肠胃健康。

小颗粒的高含量脂肪

母乳中含有大量脂肪，其中的必需脂肪酸和二十二碳六烯酸（DHA）对宝宝的智力发育起着关键作用。如果婴儿时期缺乏脂肪摄入，宝宝的智力发育就会受阻。大颗粒的脂肪对宝宝的消化能力是一种挑战，如果无法消化吸收就会给宝宝肠胃带来负担。而母乳中的脂肪颗粒十分小，同时还含有较多解脂酶，对宝宝顺利消化吸收脂肪有助益。

有助钙吸收的乳糖

乳糖能促进婴儿脑部发育，对宝宝也十分关键。除此之外，母乳中的乳糖还能帮助宝宝体内的钙吸收，减少便秘情况，降低宝宝发生佝偻病的概率，对宝宝出现细菌性腹泻也有预防作用。另外，母乳中的乳糖还能促进宝宝肠道内乳酸杆菌的生长，而乳酸杆菌有助于提高宝宝的消化吸收能力。

适宜的维生素和矿物质

宝宝对维生素和矿物质有需求，但如果摄入量过大，就会增加宝宝肾脏的负担。因此宝宝对维生素和矿物质的需求固然重要，但适宜更重要。母乳是大自然依托母体为宝宝需求而诞生的食物，其维生素和矿物质含量十分适中，刚好符合婴儿生理需要，又不会给宝宝的肾脏带来负荷。其中，铁元素含量比较低，但吸收率却很高，因此，出生后6个月内通过母乳喂养的宝宝不易发生缺铁性贫血。

独特的抗体成分

人体能够产生抗体，但抗体中重要的免疫球蛋白A（IgA）在宝宝出生4~6个月后才会开始合成，而在此之前，只能通过食物获取。而宝宝食物来源中，奶粉并不含有抗体成分，抗体成分是母乳所特有的。因此，母乳喂养能够帮助宝宝抵抗疾病，远离诸多感染的侵袭。

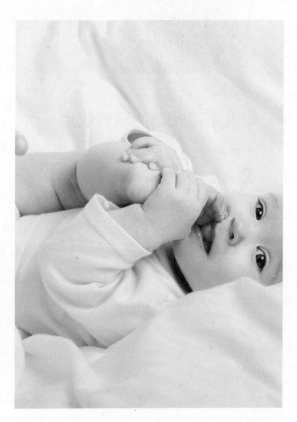

正由于母乳中营养成分的完整、易吸收等特点，世界卫生组织指出，接受母乳喂养的宝宝，不再需要进行任何其他食品或营养的添加。尤其是出生后6个月内，宝宝最理想的食物就是母乳，这6个月的成长所需营养，母乳都能满足。

母乳：因为天然，所以安全

　　奶粉曾发生过让爸爸妈妈们恐慌的安全问题，市场上所有的配方奶粉一度成为危险的代名词。诚然，并非所有的配方奶粉都存在安全隐患，但是进入市场的产品，其加工过程不透明，谁都不能保证其一定安全。而母乳因为是天然的，所以一定是无菌、无添加、无重金属、无毒素的安全食品。唯有这一点，我们可以肯定。

　　有些妈妈会发现，自己的宝宝出现了便秘、尿黄、眼屎多、口舌生疮等症状，却不知道为什么，这时有经验的老人家就会告诉你——宝宝上火了。宝宝上火的很大一个原因是吃了太多配方奶粉，尤其是添加了棕榈酸的配方奶粉。棕榈酸很难被宝宝身体吸收，如果含量较少，在体内和钙结合，就会一起排出体外；若含量过高，宝宝无法顺利排出棕榈酸，就很容易上火。母乳中不存在棕榈酸，因此完全不会出现上火的问题。而且，母乳能促进宝宝肠内有益菌生长，因此能让宝宝的消化能力增强，更好地吸收母乳中的养分，更加不用担心上火。除此之外，母乳中的前奶富含水分，有效满足宝宝身体对水分的需求，水分充足了，上火的概率也会随之降低。

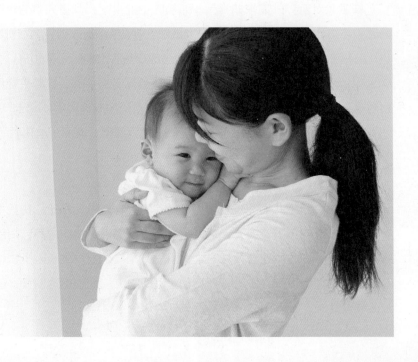

二、初乳，珍贵赛黄金

女性产后乳房分泌出的乳汁，因体内激素变化有一个质与量的逐渐转变，一般可分为四个阶段：产后2~3天分泌的乳汁为初乳，产后4~10天为过渡乳，产后11天到9个月的乳汁就是成熟乳，产后10月之后的乳汁为晚乳。

最开始分泌的初乳，普遍呈黄白色稀水样，看起来不太干净，因此民间有观念认为，初乳是不洁的，不能给宝宝吃，要挤出来扔掉。其实这种观念是错误且缺乏科学依据的。母乳四个阶段的逐渐变化并非母乳成熟与否的变化，而是随新生儿在各成长阶段发育的营养需求而变化的。

初乳营养素含量较成熟乳高

新生儿对营养的需求非常大，而初乳中维生素和微量元素的含量均远高于成熟乳。在初乳中维生素B_2含量有时较成熟乳中含量高出3~4倍，在初乳中烟酸含量也比成熟乳高。初乳中的维生素A和维生素C含量比成熟乳高10倍，初乳中维生素D含量比成熟乳高3倍。初乳的钠和氯含量最高，铜、铁、锌等矿物质的含量也都显著高于成熟乳，所以口感微咸。初乳中铁含量为成熟乳的3~5倍，铜含量约为成熟乳的6倍。而且特别富含镁盐，能促进消化管蠕动，有利于消化活动。

初乳帮助宝宝消化吸收

刚出生的新生儿消化吸收能力是最差的。与成熟乳相比，初乳中含有丰富的蛋白质、较低的脂肪、糖类，不仅能为新生儿提供必需的营养，还能帮助其消化吸收。另外，初乳中还含大量的生长因子，尤其是上皮生长因子，可以促进新生儿胃肠上皮细胞生长，促进肝脏及其他组织的上皮细胞迅速发育，还参与调节胃液的酸碱度。

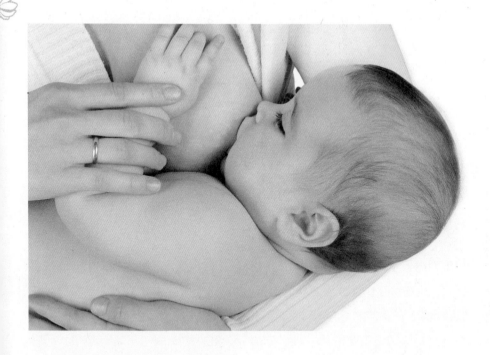

初乳为宝宝筑起防御墙

新生儿的免疫系统还不完善，随时都可能受到病原体入侵。而初乳中含大量免疫因子，这些免疫因子覆盖在未成熟的肠道表面，能阻止细菌、病毒附着，避免新生儿受到病原体侵袭。

初乳中含有很多成熟乳中所没有的营养成分和抗体，其营养价值不是成熟乳能够取代的，这是哺乳动物几亿年传承下来的，专为新生幼崽"设计"的第一道营养大餐和第一剂预防针。

初乳得来不易，更不要轻易浪费。一出生小宝宝就会做出吸吮的动作，小嘴不停地开合，这时将宝宝抱起来，令其尽力吸吮乳头。这个过程有时候还有些辛苦，吸不出来，吸累了就哭，哭累了继续吸……不仅小宝宝一身汗，连妈妈也要急出一身汗。但尽早开奶很重要，让新生儿及时吸入初乳，将每一滴初乳都吸进宝宝肚子里，才算将妈妈的"心头血"好好珍惜了。

三、母乳让宝宝拥有超强免疫力

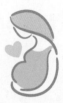

刚出生的孩子，在中医看来，脏腑娇嫩、形气未充，很容易生病。新生儿时期是小孩成长最快的时期，如果这个时候生病，会对他的生长发育造成很大的影响。因此，增强宝宝的机体免疫力十分重要。

免疫力增强了，宝宝体质更强壮，能自己抵御疾病。免疫力强的宝宝即便是不幸患病，也能够尽快地恢复健康。但新生儿的身体功能并不完善，自身产生抗体、抵制病菌、病毒的能力非常有限，因此需要从外界获取免疫能量。

母乳是妈妈送给宝宝的第一件"衣服"，这件"衣服"不是遮羞布，而是应宝宝娇嫩的身体所需，为他穿上的"防弹衣"。缺乏免疫力的宝宝从母乳中获取免疫力，就相当于给自己穿了一件"防弹衣"，自此，宝宝才有了抵御外界病菌、病毒的能力。

超强免疫力，可谓是母乳特有的最不容替代的作用。但除了"母乳中含抗体"这样的笼统说法，如何更科学更详尽地解释母乳中的超强免疫力呢？

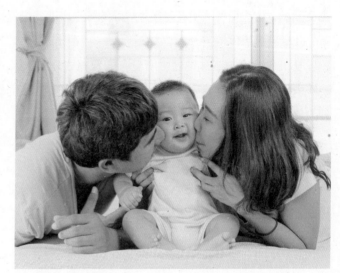

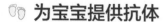 为宝宝提供抗体

人体能产生的抗体有5种：免疫球蛋白G、免疫球蛋白A、免疫球蛋白M、免疫球蛋白D和免疫球蛋白E。这些抗体的产生时间并不相同，在个体发育中，胚胎后期就能够合成免疫球蛋白M，出生后3个月机体能合成免疫球蛋白G，出生后4~6个月合成免疫球蛋白A，而免疫球蛋白D和免疫球蛋白E的合成时间则更晚，远在出生6个月之后，且在免疫球蛋白中的占比很小。因此，宝宝出生之后，为了获得免疫力，主要需求是获取免疫球蛋白G和免疫球蛋白A，获取来源就是母乳。

其中，免疫球蛋白A是黏膜局部免疫的重要因素，它能够：

◎抵御多种病原微生物（包括细菌、病毒、真菌等）的感染；

◎在宝宝的消化道黏膜上与相应病原微生物结合，从而抑制其吸附到易感细胞上；

◎中和相应病毒或细菌产生的外毒素；

◎结合饮食中大量的可溶性抗原；

◎结合肠内正常菌群或病原微生物释放的热源性物质，防止它们进入血液；

◎抵抗肠胃中的酸性和蛋白酶的水解作用，保持其抗体活性。

母乳中产生的抗体主要存在于初乳中，其中免疫球蛋白A占主要，为初乳中免疫球蛋白的89.8%。产后1~2天的乳汁中，免疫球蛋白A的含量分别是人体血液、血清型免疫球蛋白A含量的13.5和5.4倍。除了免疫球蛋白A之外，产后1~2天的初乳中还含有较多的免疫球蛋白M，其含量能达到甚至超过人体血清中的水平，但持续时间较短。母乳中免疫球蛋白G的含量较少，其浓度不到血液浓度的1%，但能持续较长时间，可维持到产后6个月。

为什么抗体没有被消化？

对生物学有了解的人都知道，抗体的本质是蛋白质，这时就会产生一个疑问：母乳是食物，从宝宝嘴里进到胃里，不是应该被消化分解吗？还如何产生免疫作用？

其实，新生儿阶段的宝宝消化功能不够完善，宝宝无法将进到胃里的所有蛋白质都降解为氨基酸，因此会有抗体直接通过小肠上皮细胞，进入毛细血管，然后进入血液，这样就能通过全身运转为宝宝的健康"巡逻"了。

影响宝宝肠道菌群

已有研究表明，通过母乳喂养与仅通过配方奶粉喂养的宝宝，在出生早期阶段，肠道菌群存在着明显差异。相较于配方奶粉喂养的宝宝肠道菌群的混乱，母乳喂养的宝宝的肠道菌群更规整，且以双歧杆菌为主。

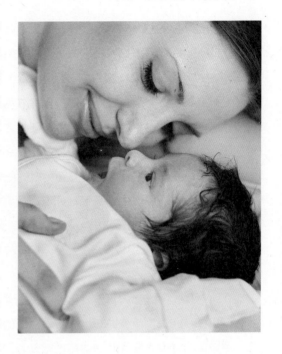

双歧杆菌是人体肠道中的重要的有益菌，对人体健康起着生物屏障、抗肿瘤、增强免疫力、改善肠功能、营养作用等多种功能，在人体免疫力和疾病防御方面起着举足轻重的作用。双歧杆菌的多少、均衡与否，在极大程度上决定着人体的免疫功能。

母乳喂养的宝宝为什么有更规整、更丰富的双歧杆菌？经进一步研究，原因有以下几点：

1. 母乳中的低聚寡糖、蛋白质分解片段等对双歧杆菌的生长有明显促进作用。

2. 母乳中富含低聚寡糖，其含量约为母乳中糖类的1/3，但这个成分却不是为宝宝提供能量的，它可完整地通过胃和十二指肠，到达结肠，为肠道中的双歧杆菌等有益菌带来养料，从而促进有益菌群的生长。

3. 母乳中含乳清蛋白，乳清蛋白在胃肠道中分解为多肽，同样能促进肠道中各种有益菌生长。

新生儿的肠道菌群决定着宝宝体内免疫细胞的分化、成熟，会对宝宝的免疫系统产生深远影响。因此，宝宝早期肠道菌群的健康一定不容忽视。

含有丰富的低聚糖

低聚糖属于一种特殊糖类，存在于所有动物的乳汁中，人乳中已知的低聚糖达90多种。低聚糖能阻碍特定细菌黏附于肠道壁，从而达到抗感染的作用。母乳中存在哪些抗体源于妈妈近期接触过哪些抗原刺激。因为宝宝很可能也暴露在同样的抗原中，因此吃母乳起到抗感染的作用。而低聚糖不同，即便妈妈从前并没有感染过细菌和病毒，低聚糖也能为宝宝提供保护。

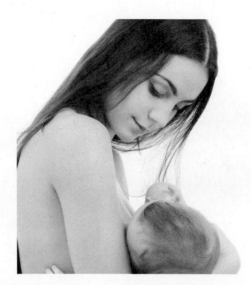

富含作用广泛的乳铁蛋白

乳铁蛋白是母乳中最主要的蛋白质，其免疫作用和抗体不同，抗体只能对特定病原体发挥作用，而乳铁蛋白作用则更广。它能直接杀死病毒、细菌、真菌等感染源，兼具抗炎功效，促进婴幼儿肠道内有益菌的生长，还能缓解因感染而引起的疼痛、红肿、高热等症状。另外，乳铁蛋白因不易被消化分解，会完整地进入小便，还能预防尿路感染。人乳中不仅富含乳铁蛋白，且乳铁蛋白与其他物种乳汁中的乳铁蛋白还有显著区别，在这一点上，配方奶粉也是无法取代母乳的。

含数以千计的免疫成分

除了我们上面提到的免疫成分，母乳中还含有数以千计的免疫成分，这些成分在免疫系统的建立上扮演着重要角色，包括乳清蛋白、长链多不饱和脂肪酸、溶菌酶、乳脂肪球、细胞因子、生长因子、白细胞、巨噬细胞等。其中一部分明确用于抵御特定细菌、病毒，另一部分则通过不同方式为宝宝提供更广泛的保护。

免疫系统是一个系统，只有系统中各部分通力合作，才能建立一支能力强大的防御军。

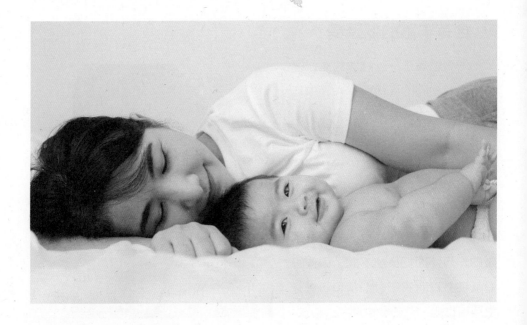

有助于胸腺发育

有人会疑惑，是不是母乳对宝宝的免疫力影响仅限于哺乳期呢？不然，母乳对宝宝免疫系统的作用是终其一生的。

胸腺是重要免疫器官，在人体免疫系统中扮演着重要角色。它能形成T细胞，T细胞在整个机体中对免疫系统的正常运转起着举足轻重的作用。其中一类T细胞能搜寻、识别病原体，并将其杀死，另一类T细胞能引导免疫系统内的其他细胞去消灭病原体，还有一类能直接产生抗体。胸腺还有一个重要作用，就是识别机体自身的组织，使其免遭免疫系统误攻击。

正因为胸腺如此重要，有专门研究对母乳喂养和奶粉喂养的婴儿的胸腺进行比较。研究发现，经母乳喂养4个月的宝宝，其胸腺是奶粉喂养的宝宝的2倍大，且这种差异一直持续到宝宝10个月大时。研究者们将母乳对胸腺的促生长作用归功于母乳中的两种成分：IL-7（一种细胞因子）和瘦素（一种激素）。

胸腺在宝宝的整个童年期都将持续生长，并于成熟后建立起完善、健全的免疫机制，为宝宝的一生保驾护航。

四、优质宝宝
离不开母乳喂养

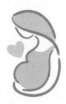

除了健康，我们还希望自己的宝宝聪明、能干，成为优质宝宝。其实，优质宝宝也离不开母乳喂养。

《柳叶刀全球健康》杂志上曾发表过一篇论文，该论文来自巴西一项研究，研究内容为长期跟踪调查3500名新生儿的智力发育情况。短期研究显示：吃母乳的小朋友的智力测试水平平均比不吃母乳的小朋友高3分左右。在长达30年的随访之后更得出一个重要结论：进行母乳喂养时间越长的新生儿，在成年后显示出越高的智商，在学历、收入等方面普遍更高。

论文作者Horta表示，经过这项研究，他们首次提供了母乳喂养能够获益的证据。有许多人坚持，孩子智力发育水平的差异与父母教育水平有主要关系。而此次研究对象中，母乳喂养在受过高等教育与高收入的女性中并

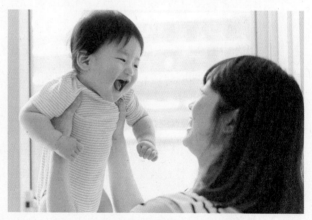

不算很常见，反而能够均匀地分布在社会各阶层，因此本次研究很好地剔除了父母教育与收入对实验结果的影响。

来自巴西佩罗塔斯联邦大学的医生也表示："母乳喂养明显对宝宝大脑发育产生了积极的作用。"

那么，母乳是如何影响宝宝的大脑发育的呢？

孩子的智力发育会受多种因素影响，其中脑细胞数量是否足够，发育和功能是否良好，是智力发育的生物基础。也就是说，在剔除后天社会教育、父母教育水平和收入高低等因素之外，想要养育一个聪明的孩子，在他的脑细胞还在发育阶段时对其进行开发和营养供给是最基础的方法。

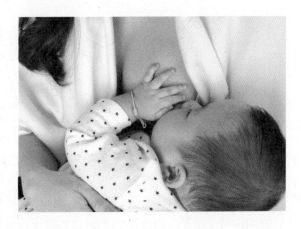

婴儿期是整个儿童期里大脑发育最快的时期，而在此阶段最有利于宝宝脑细胞发育的食物就是母乳，为什么呢？我们可以将原因归为以下几点：

1. 母乳中的蛋白质以乳清蛋白、酪蛋白等为主，这些蛋白质的生物利用率很高，能够充分保证宝宝脑细胞快速发育的蛋白质需求。

2. 母乳中的牛磺酸既能促进脑细胞发育，又具有促进神经细胞网络形成及延长神经细胞存活时间的作用。所以，母乳中的牛磺酸在宝宝的脑发育进程中发挥着重要的作用。

3. 母乳中含大量的不饱和必需脂肪酸，如花生四烯酸等长链多价不饱和脂肪酸，这些脂肪酸是中枢神经系统的重要成分，对婴儿脑部的发育、神经髓鞘的形成起着重要作用。这些对大脑发育极其有益的脂肪酸在母乳中的含量要明显高于牛奶中的含量。

4. 胆固醇是神经髓鞘形成所必需的成分，对发育中的脑细胞有重要作用，而母乳中的胆固醇含量也大大地超过牛奶中的含量，为牛奶含量的3~4倍，且十分易于吸收。

5. 乳糖是脑细胞的能量供给保证，同时也是母乳中糖类的主要成分，因此多食用母乳也是在为对脑细胞发育提供能量。另外，乳糖能促进宝宝对钙的吸收，从而减少佝偻病的发生概率，规避其对宝宝智力发育的影响。

6. 母乳，尤其是初乳中锌的含量非常高。锌进入人体后，会参与氨基酸和核酸的代谢与细胞分裂，这是智力发育所必需的。

7. 母乳喂养的过程本身也是母亲对宝宝的启蒙教育过程。哺乳时母子间的皮肤接触、爱抚，目光交流与语言沟通，都有利于宝宝感知觉的发育。

人类的宝宝出生后只能挥挥小手踢踢小脚，而小牛犊出生后只需要短暂的适应就能马上站起来；人类的宝宝要用3个月的时间才能使体重达到出生时的2倍，而小牛犊只需要人类的一半时间——45天，就能达到出生时的2倍。

人类与其他哺乳动物无疑是存在区别的，人类体能发育的缓慢是在为另一种发育——智力发育让步。人类拥有高度发达的大脑，人类宝宝在出生7个月后还不能独自站立，但却能够进行丰富的表情管理，能通过"咿咿呀呀"的发音尝试与母亲进行沟通。出生后的第一年里，婴儿的智力发育速度要远远超过身体功能的发育。

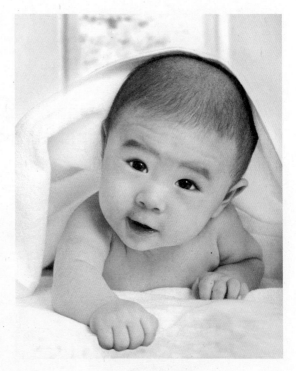

我们说过，母乳是为宝宝的发育需求应运而生的，母乳中存在促进宝宝脑细胞发育的各种营养物质。量身定做的就是最好的，母乳喂养是给你带来一个聪明宝宝的第一步！

五、母乳喂养，
降低婴儿猝死率

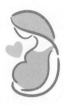

如果说流产是笼罩在整个怀孕过程中的阴云，那么婴儿猝死综合征就是悬在新父母头上的一把利剑。

婴儿猝死综合征，简称为SIDS（即sudden infant death syndrome的首字母缩写）。

在美国，SIDS在各种原因引起婴儿死亡中居第3位，是2周至1岁婴儿最常见的死亡原因，占该年龄组死亡率的30%。SIDS发病率一般为1‰~2‰，其分布是全世界性的。并且，几乎所有婴儿猝死综合征的死亡都发生在婴儿睡眠中，但并不一定都在夜晚，在白天任何时段，哪怕是打盹时，它都可能夺走孩子的生命。SIDS多发于秋季、冬季和早春时分。

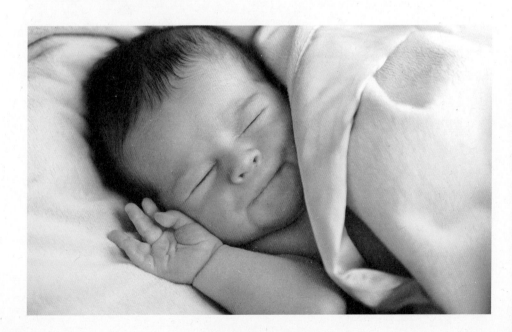

婴儿猝死综合征发病因素

至今没有人弄懂，究竟是什么原因导致了婴儿猝死综合征。医生和研究学者们已认识到：并不是单纯的因素导致了猝死，应该是诸多因素产生合力的结果。

脑部缺陷

越来越多的证据表明有些死于婴儿猝死综合征的婴儿，其脑干发育异常或不成熟。人类大脑的脑干控制着人睡眠期间的呼吸和苏醒，大脑脑干正常的情况下，人能够感觉到诸如缺氧和二氧化碳过多之类的问题。当脑干发育异常的时候，就有可能缺乏这种保护机制。脑干发育不成熟可能是猝死的一个重要原因。

环境因素

怀孕期间，母体宫内的环境是影响SIDS发生率的重大因素。母亲多产次、未成年、与上次怀孕间隔时间短等都可能导致SIDS。另外，婴儿经常性俯卧和父母亲吸烟也是导致SIDS最重要的危险因素。

免疫系统缺陷

免疫系统所产生的蛋白质能与大脑互动，并极可能会在睡眠期间改变婴儿的心跳和呼吸的频率或者让婴儿进入深层睡眠。研究证明，死于婴儿猝死综合征的婴儿，免疫系统产生白细胞和蛋白质的数量高于正常水平。

新陈代谢紊乱

患有先天性新陈代谢紊乱的婴儿更容易死于婴儿猝死综合征。举例来说，如果他们缺少某种特定的酶，他们就有可能无法正常地处理脂肪酸，而这些酸性物质的堆积将最终导致呼吸和心脏快速而且致命的崩溃。

母乳喂养降低猝死率

科学家对母乳喂养与非母乳喂养的婴儿发生婴儿猝死的概率进行比较。研究数据表明：母乳喂养6个月，婴儿猝死综合征的风险能降低73%。母乳喂养的任何一个时间段内，宝宝得该症的风险能够减少60%。

母乳喂养，是降低猝死率的重要方法。

首先，母乳喂养的婴儿发育更为健康。母乳喂养的效果包括增强抵抗力、增强营养摄入与吸收、提升智力等，而这一切都能减少婴儿猝死征的发生。值得注意的是，这些影响在断奶之后的很长时间里还将继续发挥作用。

其次，母乳喂养有助于降低呼吸和肠胃感染的概率，而这些疾病常和婴儿猝死同时发生。

最后，显而易见地，母乳经由母体直接喂给宝宝的不只是营养，还保留了多种活性酶和抗体，直接为宝宝的健康筑起一层天然保障。

为保护婴儿健康，特别是在孩子出生后的6个月时间里，应该进行纯母乳喂养。

除了母乳喂养，还能如何降低新生儿猝死综合征发生率？

1.怀孕期间要戒烟，父母双方都要戒烟！宝宝出生后，不要让任何人在宝宝的房间里抽烟。一旦你当了爸爸，就要成为坚定的烟草反对者。

2.保证宝宝采用"仰卧位睡眠"，而不是俯卧位或侧卧位；在宝宝睡着或待在室内时，不要给宝宝裹得太厚，要把他的头露出来。

3.在宝宝6个月大之前，最安全的睡觉地点是他自己的小床。父母不要和宝宝同睡在沙发或椅子上。

4.安抚奶嘴可以保持孩子口腔的空气流通，所以让孩子含着安抚奶嘴睡觉，在一定程度上可以降低猝死的风险。但是需要提醒妈妈们的是，一定要先让孩子习惯妈妈的乳房，再给他用安抚奶嘴。

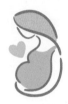

六、母乳喂养，
早产儿的救命灵药

怀孕不足37周时产下的婴儿称为早产儿。早产儿在妈妈肚子里待的时间太短，很多保护性的物质还没有得到，很多器脏的发育也还未完全，匆匆来到这个世界，其结果就是适应能力和身体素质都较足月儿差很多，极易出现问题。比如易患感染，易染重病，在新生儿重症监护室接受的很多治疗也会给早产儿带来一些问题。有资料显示，我国早产儿的死亡率高达12.7%~20.8%。

早产儿需要特殊的照顾和专门的看护，也需要更多营养来维系生命。

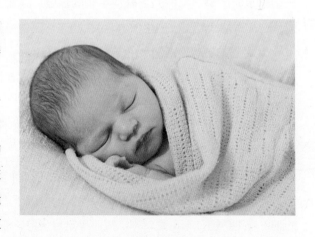

很有意思的一点发现，一般足月儿妈妈的初乳分泌时间为7天左右，而早产儿妈妈的初乳却能分泌长达1个月。这再一次认证了母乳是为宝宝量身定做的营养品，会根据宝宝的发育需求进行变化与调整，一切都是为了让宝宝更好地活下去。

国际母乳和泌乳研究学会前任主席Paula Meier教授曾表示，对于早产儿来说，母乳是最宝贵的救命灵药。"宁可等上4天也要保证早产宝宝的第一口奶是妈妈的初乳。"Paula Meier教授认为，如果早产儿宝宝能从妈妈那里获得第一口奶，将极大降低各种问题的发生率。

母乳，为什么会有这么神奇的功效？

母乳喂养的神奇功效

更多的蛋白质和热量

一般来说，早产儿的生长速度会比足月儿快很多，这是因为他们出生时还比较小，出生之后就会努力"追赶"生长速度，直到和足月儿相近。为此，早产儿需要更多的蛋白质和热量，而早产儿妈妈就会根据这种需求分泌出更高热量、高蛋白的母乳，以便为早产儿的"追赶"提供足够"燃料"。

为适应早产儿需要而分泌的乳汁中，蛋白质含量比足月儿妈妈乳汁中高出80%，其中还有丰富的助消化蛋白酶，更有利于早产儿娇嫩的胃肠道对营养物质进行吸收。

除了蛋白质和热量之外，早产儿妈妈的母乳中还有更多的矿物质和抗体等，一切都是为了满足早产儿追赶性生长的需要。这种高于足月儿母亲乳汁的养分优势，会一直持续到宝宝出生6个月后，始终伴随着早产宝宝一起努力。

更强的抗感染帮助

早产儿之所以要送进新生儿重症监护室，就是因为早产儿的免疫力太差了，如果待在一般的环境中很容易受到感染。而当早产宝宝在重症监护室里时，护士会尽量让妈妈把乳汁挤出来送去给宝宝进行喂养，这不仅仅是为宝宝提供营养，更是为宝宝提供强大的免疫帮助。

早产儿妈妈的母乳堪称"超级母乳"，这种母乳中的养分和抗体都更加丰富，能保护早产宝宝免受诸多感染，而且因为易于消化，因而不会给宝宝本就娇弱的肠胃带来负担。不论是早产宝宝还是足月宝宝，新生儿肠胃对母乳中的脂肪和蛋白质的利用率都远高于奶粉。

更有研究表明，早产儿妈妈的乳汁能帮助早产儿远离一些重大疾病的威胁，如坏死性小肠结肠炎、败血症、慢性肺疾病等。这些疾病作为早产儿相关并发症，对早产儿来说是生死攸关的。在针对早产儿进行这些疾病预防的措施中，最主要的措施就是母乳喂养。母乳喂养不仅能预防这些疾病的发生，还有很好的预后效果。

另外，母乳中的过敏源较少，这也能避免敏感的早产儿宝宝出现过敏现象。

让母乳成为早产儿的第一口奶

正因为早产儿妈妈的母乳有这么神奇的功效，让母乳成为早产儿宝宝的第一口奶就显得十分重要。早产儿刚出生时最脆弱，为此量身定做的第一口初乳分量也最重。抛开奶粉不说，就算是借其他足月儿妈妈的成熟乳，也无法满足早产儿的营养和抗体需求。

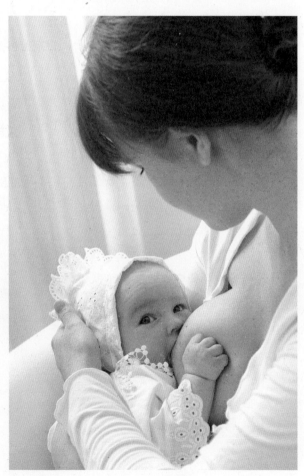

但由于早产儿是早产的，最初几天妈妈的乳汁很可能还没有下来，这时如果可以，等个4天左右就能获得妈妈的初乳了。在此之前，可以通过肠胃（静脉）营养方式为宝宝提供营养支持。初乳的量不大，但一天加起来能有约20毫升，就完全满足早产儿的生理需求了。之所以不支持让奶粉成为第一口奶，是因为有研究表明，早产儿出生14天以内，即便只喂了一点点配方奶，也会使NEC的发生率增加3倍之多！如果不忍心让宝宝前4天不吃奶，或者过了4天妈妈还没下奶，这时可进行次一点的选择：接受其他妈妈的母乳捐赠。

七、母乳喂养，让宝宝和妈妈都漂亮

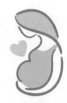

很多新婚夫妻喜欢在房间里贴上漂亮宝宝的贴图，寓意早生贵子，期望将来的宝宝如画中的宝宝一样可爱、漂亮。寓意很好，但是努力也不能少哦。除了在怀孕期间多吃能让宝宝长得漂亮的食物，在宝宝出生之后，喂养方式的选择也很重要。

母乳喂养，为宝宝塑形

母乳之所以是妈妈给宝宝最好的礼物，除了让宝宝健康、聪明，漂亮也是必不可少的。那么，母乳会怎么影响宝宝的长相呢？

母乳喂养让宝宝皮肤更加光滑细腻。吃奶粉容易上火，可能让宝宝长出疹子，而母乳喂养就没有这样的担忧；母乳中高浓度的$\Omega-3$脂肪酸可以让皮肤的组织结构细腻，让宝宝的皮肤更加光滑；母乳中所含的表皮生长因子（EGF）也能让宝宝的肌肤更加健康。

母乳喂养让宝宝的眼睛更加明亮。母乳中的DHA比配方奶多很多，而DHA是视网膜的主要结构组成部分。喝母乳的宝宝，拥有了充足的促进

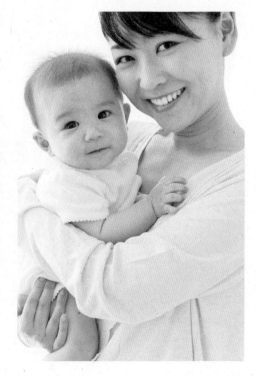

视网膜发育的养分，眼睛自然比配方奶粉喂养的宝宝更加明亮。

● **母乳喂养让宝宝的牙齿更漂亮。** 宝宝在吮吸奶嘴和乳头时，用力部位和程度都是不一样的。宝宝用奶嘴时不需要上下颌用力，只要动动嘴唇就可以吸到牛奶，导致宝宝的下颌得不到锻炼；而他在吮吸乳汁时，不只是把乳头含在嘴里，而是用嘴巴裹住乳晕，用上颌和舌头吸住乳头，然后再通过舌头巧妙地运动和上下颌的移动来压迫乳晕，把储存在输乳管窦的乳汁吮吸出来。宝宝通过吮吸乳头学会反复运动上下颌，就能促进口腔正常发育，从而长一口整齐、健康、漂亮的牙齿。

● **母乳喂养让宝宝的体态更匀称。** 首先，母乳里的脂肪富含 $\Omega-3$ 脂肪酸，因此更健康，更不易发胖。其次，母乳喂养使宝宝可以自己控制脂肪的摄入量。母乳具备自动调节脂肪含量的功能，在宝宝开始吮吸母乳时，脂肪的含量较少，可以促进宝宝的食欲，但是在喂奶快结束时，乳汁中脂肪的含量就会增加，乳汁的味道也变得浓厚，宝宝会有饱的感觉，自然就会停止吮吸，所以不用担心宝宝会吃得过多而肥胖。一项研究调查显示，母乳喂养的婴儿，他们长大时超重的可能性小。专家表示，母乳喂养使孩子日后患肥胖症的风险降低30%。究其原因：婴儿在授乳期能根据自己的需要决定进食量，从而更好地调节营养摄入量。

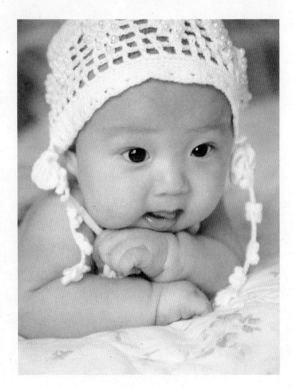

母乳喂养，为妈妈锻造良好身材

事实上，母乳喂养的神奇之处不仅在于让宝宝更漂亮，母乳喂养同样能让妈妈变得更漂亮，拥有更好的身材。母乳喂养能让宝宝一生受益，也让哺乳的妈妈受益一生。

母乳喂养让妈妈更快减脂

母乳喂养可有效地消耗母亲怀孕时累积的脂肪。美剧《绝望主妇》中有一个场景，一位持续为宝宝哺乳到5岁的妈妈，在孩子断奶后感到很失落，她感叹的是：今后该如何保持身材呢？这虽然只是电视剧，但却有科学依据。母乳喂养可帮助产妇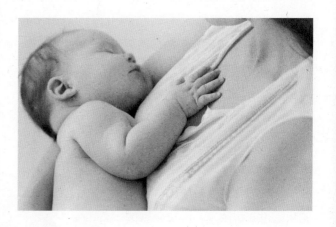每天消耗的热量，相当于游泳65分钟消耗的热量，其中一半的热量来自食物，另外一半则来自孕期堆积在大腿和手臂的脂肪。

十月怀胎，妈妈储存了大量的热量和脂肪。哺乳不仅会快速消耗母亲体内额外的能量，还会使母亲的新陈代谢改变，从而让母乳喂养的妈妈达到不用节食就能减肥的目的。许多医学研究都表明，亲自哺乳的妈妈往往能更快地恢复身材。有一项研究结果表明，在产后一个月里，母乳喂养的妈妈比非母乳喂养的妈妈减掉了更多的脂肪，臀围也减小了更多。另一项研究发现，在生产的3~6个月之后，母乳喂养的妈妈体重减得更多，即使她们因哺乳而摄入了更多的能量。

母乳喂养让妈妈乳房不下垂

有些年轻妈妈担心母乳喂养会导致乳房下垂。这种想法完全是错误的。有些妈妈产后是会出现乳房下垂，但那并非是母乳喂养造成的。女性怀孕后体内的激素会发生变化，乳房内的脂肪组织及乳腺组织增生，使乳房明显增大；生产后，体内激素突然减少，脂肪组织和乳腺组织快速减少，被撑大的乳房减少内容物，就会出现下垂现象。如果产后选择母乳喂养，不仅不会加快乳房下垂，还能避免乳房内容物丢失过快，减少乳房下垂的概率。

如果妈妈们在哺乳期佩带合适的纯棉胸罩，就可使乳房保持丰满，避免下垂。如果能够配合适量运动，乳房会比以前还漂亮。

母乳喂养让妈妈远离癌症

母乳喂养有利于防止乳腺癌。母乳喂养不仅是婴儿赖以生存的最佳途径，也可以减少女性乳腺癌的发病率。新的研究发现，母亲如果哺乳超过6个月以上，即使有乳腺癌的家族病史，患乳腺癌的概率也会降低5%。这是因为母乳喂养能保持乳腺通畅，从而对乳腺癌的发生起到预防作用。

母乳喂养还能降低妈妈的卵巢癌发生风险。澳大利亚一项研究结果表明，与母乳喂养不足7个月的妈妈相比，母乳喂养超过13个月的女性罹患卵巢癌的概率减少了63%。这项研究充分说明了母乳喂养对降低卵巢癌发病率的重要作用。

此外，坚持母乳喂养的妈妈患尿路感染和骨质疏松的概率也明显降低。同时，日后患子宫内膜异位的风险也会大大减少。

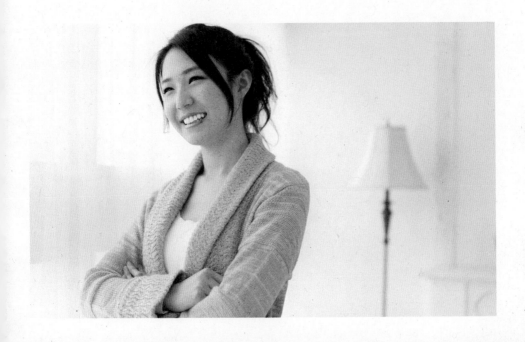

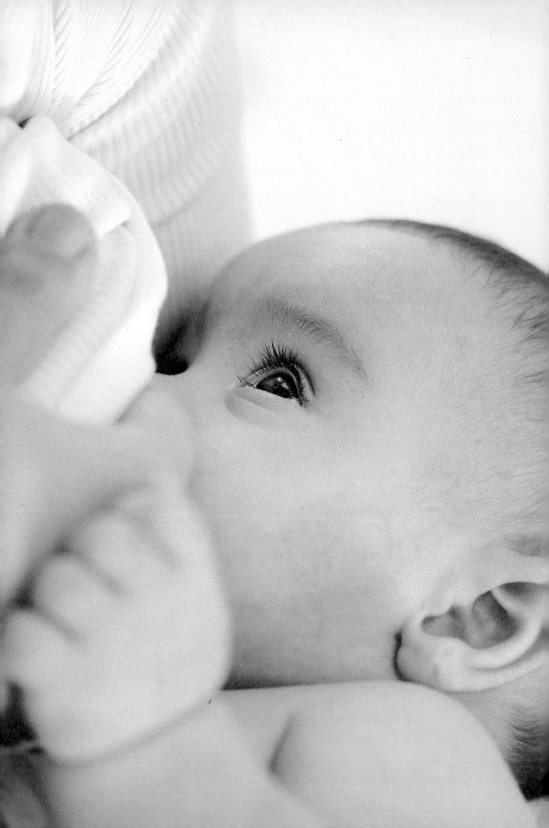

Part 02

百分百母乳
喂养的充足准备

你肯定见过那些给孩子喂奶的女性，你看她们，一边做着手中的活或者一边聊着天，一边撩开衣襟将乳头塞进婴儿的嘴里，动作流畅、自然，仿佛母乳喂养是一件再简单不过的事情。

不过，轮到自己了，却发现，原来没有任何事情是不费吹灰之力就能水到渠成的。

刚开始时，你连让孩子叼住乳头的能力都没有，折腾了一身大汗，宝宝还是没能吸住乳头，饿得哇哇大哭。又或者，乳房突然如坏掉的水龙头，没了乳汁，于是，你憋着劲猛灌传说中的催乳汤，甚至将姥姥、妈妈介绍的偏方一一付诸实践。更有甚者，遍访老中医，只为求得一味催乳的神方。但乳汁丰盈，就万事大吉吗？乳汁有可能会胀得你双乳生疼，严重的会引发乳腺炎。不过，这一切都不是你中断哺乳的理由，这些状况只是提醒你，你还需要更好地掌握哺乳的技巧。

一、乳汁是这样 "生产" 出来的

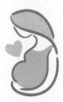

　　分娩后，有人乳汁过多，也有人为乳汁分泌不足而烦恼。很多乳房较小的妈妈对母乳喂养没有信心，其实，乳汁分泌的多少与乳房的大小无关，乳汁分泌量的差别主要取决于分娩之后是否即刻哺乳，也就是说应该尽可能早地让婴儿吮吸乳头，宝宝频繁地吮吸乳头可增加母乳的分泌量。也就是我们所说的，宝宝是最好的吸奶器。

　　为什么母乳是宝宝最好、最天然的食物？为什么婴儿的吮吸会增加母乳分泌量？让我们先来系统地了解一下母乳以及母乳的产生吧。

母乳的三大主要成分

　　之所以说母乳是宝宝最好、最天然的食物，是因为母乳富含宝宝成长所需要的营养，并可以根据宝宝的身体需要调节分泌量，这是所有配方奶以及代乳品所不具备的优势。

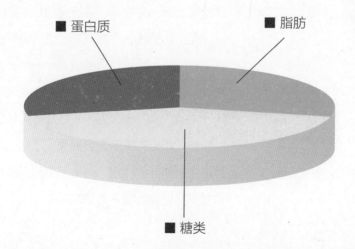

　■ 蛋白质　　　　　■ 脂肪

　■ 糖类

母乳的组成除了水之外，三大主要成分为脂肪、糖类（主要是乳糖）及蛋白质，皆为新生儿成长提供不可或缺的帮助。

脂肪

母乳营养成分中的脂肪是婴儿重要的热量来源，是婴儿神经系统发育必需的营养。婴儿的神经细胞需要脂肪来合成及保护，而且脂肪是细胞膜的组成成分。不论母乳、牛乳的脂肪都是以脂肪球的形式悬浮于乳液中。脂肪球的大小与消化吸收有直接关系，脂肪球越小越容易消化吸收。牛乳脂肪球比母乳大，一般直径为0.1～10微米，母乳脂肪球比牛乳小，所以母乳的消化吸收率比牛乳高。

蛋白质

蛋白质是肌肉和骨骼的基石。随着婴儿长大，乳汁中的高含量蛋白质逐渐降低，6个月大的婴儿应有外部的蛋白质补充。成熟乳有许多不同种类的蛋白质，其中以乳清蛋白和酪蛋白为主。乳清蛋白易于消化和吸收，因此，喂母乳的婴儿大便常呈水状，也易有饥饿感。此外，母乳还有许多其他重要的蛋白质，如抗体、乳铁蛋白（有助铁的吸收）、生长因子（促进乳酸菌生长）。

糖类

母乳的第二个主要成分是糖类，母乳中大部分的糖类是以乳糖的形式存在。乳糖是一种双糖，它是由半乳糖和葡萄糖所组成。乳糖能为婴儿身体的发育提供能量，让他呼吸、吃饭、哭泣、扭动、学习、成长和发展。乳糖会为乳酸杆菌（一种自然产生的肠道益生菌）提供能量，可防止肠道中有害细菌生长。

另外，母乳中胆固醇的含量也比牛乳高，这对婴儿脑细胞的发育非常有好处，同时还能促进婴儿体内酶的合成。研究人员发现，母乳喂养的婴儿长大后，体内的胆固醇较低，这可能与母乳中的胆固醇使婴儿的身体学习如何调节胆固醇有关。

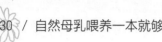

　　除了上述的成分，母乳也含有多种维生素和矿物质，如维生素A、维生素D、维生素E、维生素K、钙、钾、氯、铁、锌等，都对宝宝的成长发育有所贡献。母乳完全可以满足婴幼儿前6个月的营养需求。6个月后即使在饮食中加入辅食，母乳仍可继续提供长达两年的重要营养物质和生长因子，因为目前科技仍无法了解与模仿母乳中的许多营养成分，所以母乳可说是上天赐予宝宝最完美的安全食物。

初乳、成熟乳、过渡乳满足宝宝不同时期的需求

　　妈妈的乳房是宝宝神奇的粮仓，它会根据宝宝的身体需要，在不同的时期会分泌不同的母乳，在每次的哺乳过程中，所分泌的乳汁也会有不同的变化。

　　首先，整个哺乳过程中，妈妈的乳汁会有初乳、成熟乳、过渡乳三种变化。产后的3~5天，新妈妈的乳房就会分泌一种非常珍贵却往往被人忽视的乳汁——初乳。初乳虽然并不很多，但是较浓稠，营养极为丰富，少量的初乳就可满足婴儿的营养需求。

　　初乳含特殊的矿物质，如维生素E和锌、丰富的蛋白质及β-胡萝卜素，黏度较高，颜色呈淡黄色。初乳的蛋白质含量是成熟乳的3倍，且有更多抗体、较少的糖分及脂肪。初乳有大量的免疫球蛋白和乳铁蛋白，能抵挡细菌对婴儿的侵袭。新生儿在脱离母体子宫后，自身的免疫系统尚未发育完全前，初乳就是新生儿最重要的抗体来源。初乳亦具有防止黄疸、促进消化、促进胎便排出的功能。

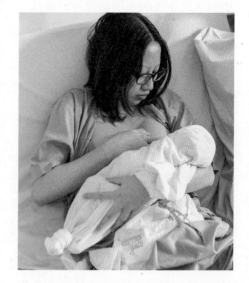

　　产妇在产后的6~14天之间分泌的乳汁叫作过渡乳。过渡乳顾名思义就是初乳向成熟乳的过渡，过了这段时间，母乳就转变为成熟乳了。这时候的母乳脂肪含量很高，乳糖的含量也在增加，但是蛋白质和矿物质的含量却在逐渐减少，母乳量也渐渐增多，可以达到每天500毫升左

右。初乳逐渐向成熟乳过渡也说明催乳素的分泌趋向稳定。

成熟乳是指产妇在产后14天以后所分泌的乳汁，实际上要到30天左右才趋于稳定。这时，产妇每天的乳汁量增至700~1 000毫升，母乳营养成分的含量逐渐减少，直至泌乳结束。但是，相对于配方奶和各种辅食来说，母乳始终是婴儿最合适的食物。

其次，在每次哺乳的过程中，母乳成分也会随着哺乳时间而变化。在哺喂之初的前乳富含水分，接近结束的后乳则含有较多脂肪。前乳可以让婴儿解渴，而高脂肪的后乳才是喂饱婴儿的食物，并且向宝宝发出停止吸吮的信息，从而，妈妈也不用担心宝宝会吃得过多而肥胖。有人贴切地将后乳比喻成丰富大餐结束后的高脂肪甜点。

乳汁多寡与乳房大小有关吗

乳腺为乳房的主要构成组织，具有分泌乳汁的功能，乳腺由几个到十几个腺叶组成，以乳头为前端呈放射状排列，形成一个半球形。每个腺叶又分为20~40个小叶，小叶由10~1 000个乳腺泡组成，乳腺泡由小管连接就像葡萄串一样，乳腺泡又由筋上皮细胞所包裹。

腺泡细胞在激素的作用下分泌出小滴的乳汁，汇集到乳腺泡内，然后由小管进入输乳管，最后由输乳管进入输乳管窦并在那里储存。输乳管窦在受到婴儿的舌头和上下颌的压迫时，乳汁就会从乳头流出。乳头的输乳口有几个到十几个，喂奶时乳汁由此流出，但在平时乳头的肌肉收缩，输乳口是封闭的。

乳房的大小因人而异，但是乳房的大小不同并不表明乳腺组织发育程度的不同，每个人的乳腺组织几乎是相同的，与乳房大小无关，乳房的大小主要是由乳腺周围的脂肪数量决定的。成熟的乳房中呈放射状排列的腺叶组织之间有许多脂肪相隔，无数的血管、淋巴管行走其间。脂肪多乳房就大，反之就小，所以乳汁的分泌功能与乳房的大小无关。

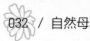

分娩后的催乳素到底有多重要

催乳素，顾名思义，是一种能促进乳汁分泌的物质。

从妊娠初期到分娩，其分泌量是不断增加的，在妊娠期间，催乳素的浓度就很高，但是由于卵泡激素的存在，妊娠期间基本上是不分泌母乳的。

催乳素的主要作用是刺激乳汁分泌，此外还有让乳腺发育的作用。而卵泡激素，一方面促进了催乳素刺激乳腺发育，另一方面又抑制了催乳素刺激母乳分泌。因此妊娠期由于卵泡激素的影响，并不分泌乳汁。

在怀孕及哺乳期间，新妈妈血液中的催乳素含量是原来的20倍。在母乳喂养的前10天，催乳素水平达到最高，这正是新妈妈最需要激素帮助泌乳的时候。高峰期之后，催乳素的基准水平在产后一年内会继续升高。哺乳妈妈在前3个月里的催乳素含量比其他女性要高上10倍。随着哺乳时间的延续，血液中的催乳素水平会逐渐降低。但是宝宝的吸吮仍然可以提升催乳素水平，甚至可以持续提升至哺乳的第2年。

夜间的催乳素水平比白天高很多，在睡眠过程中会提升，这个生物化学上的特性有助于哺乳妈妈在照看孩子一天后放松下来。这也解释了为什么很多宝宝更喜欢夜间吃奶，因为妈妈夜间产的奶更多。性生活和运动也能提高催乳素水平。有趣的是，研究结果表明，妈妈抱着宝宝逗他玩的时候，体内催乳素水平不会升高，但只要宝宝开始吃奶，几分钟之内，催乳素水平就有惊人的大幅度升高。所以，保持高水平催乳素的最有力刺激就是频繁地哺乳。让你体内自然的激素更好地运作吧，白天和晚上都尽量多给宝宝喂奶，尤其是注意夜间哺乳。

母乳分泌系统的构造

母乳分泌系统的构造1：

①婴儿吮吸乳头产生刺激，脑垂体便分泌出催乳素和催产素。

②在催乳素的作用下，腺泡细胞分泌小滴乳汁，小滴乳汁在乳腺泡内汇集。

③在催产素的作用下，乳腺泡周围的肌表皮细胞就会收缩。在乳腺泡中积攒的乳汁就会被输送到输乳管。

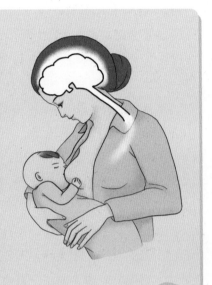

母乳分泌系统的构造2：

①腺泡细胞分泌乳汁，乳汁由乳腺泡流出。

②10~100个乳腺泡构成了小叶。各乳腺泡分泌的乳汁汇集一起，流入输乳管。

③20~40个小叶构成了腺叶。各小叶分泌的乳汁再汇集到一起，流向乳头。

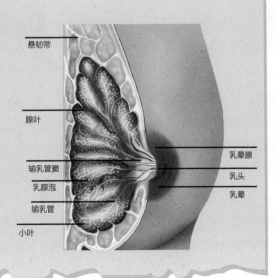

悬韧带

腺叶

输乳管窦

乳腺泡

输乳管

小叶

乳晕腺

乳头

乳晕

婴儿吮吸乳头产生刺激，脑垂体便分泌出催乳素和催产素，在这两种激素的作用下，乳汁就源源不断地分泌出来。

　　乳汁是从哪里来的呢？乳汁产生于乳腺最末端的腺泡细胞。在催乳素的作用下，乳腺泡分泌小滴乳汁，小滴乳汁在乳腺泡内汇集，10~100个乳腺泡构成了小叶，20~40个小叶构成了腺叶，每个乳房有20个左右腺叶，每个腺叶都有输乳管通向乳头的出口。从腺泡细胞中分泌出的小滴乳汁就是经过这样的路径渐渐汇集，像河水一般越聚越多，最终从乳头中涌出。

　　乳窦的位置在乳晕下面，所以为了让乳汁顺利地从乳窦流出，宝宝的牙龈必须覆盖在乳窦上面，用上下颌压住乳窦，挤出其中的乳汁。如果宝宝只是吸吮乳头，则只能吸出少量的乳汁，还会给你的乳头带来不必要的刺激。请牢记有效衔乳的重要原则——宝宝含住的是乳晕，而不是乳头。宝宝的嘴巴必须含住乳晕部位才能吃到奶。

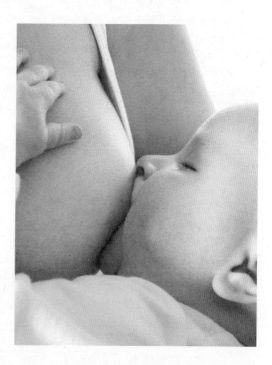

　　把乳腺深处的乳汁输送到输乳管窦内储存，是与催产素的作用分不开的。乳腺泡的周围是肌表皮细胞，肌表皮细胞受到催产素的刺激就会收缩，乳腺泡受到挤压，乳腺泡分泌的乳汁就被输送到输乳管，并储存在输乳管窦内。

　　宝宝的吸吮会刺激乳头神经，使之将信息传送到脑垂体，后者产生催乳素。催乳素的激增促使乳汁全天候地持续分泌。宝宝继续吸吮，乳头内的感应神经会传送信号给脑下垂体，使之分泌另一种激素——催产素。这种激素会使每个乳腺周围的弹性组织收缩，挤出大量的乳汁，经由输乳管到达输乳管窦，最终从乳头流出。

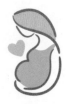

二、乳房保养和哺乳准备 一定要提前做好

乳房的大小与乳房的脂肪多少有关，与乳腺无关，乳房的大小并不影响母乳的分泌。但是，乳房的大小会影响储存乳汁的能力，大小不同的乳房在内衣的选择、护理方法等方面也是不同的。为了保证顺利哺乳，妈妈应该提前做好乳房的保养和哺乳准备。

乳房保养从妊娠期开始

保养乳房和乳头应在胎盘发育成熟的妊娠15~16周以后开始。也许会有人担心刺激乳头会出现阵痛造成流产。确实乳头受到刺激，脑垂体就会分泌能够让子宫收缩的催产素，但正常妊娠的情况下，妊娠末期之前，子宫对于催产素还没有感受能力，所以通常不会发生因刺激乳头而流产的情况。

但是过去有过流产、早产的孕妇或此次有流产迹象的孕妇，乳头受到刺激可能会引起子宫收缩。如果在护理过程中，出现腹部胀痛，便是子宫收缩的症状，要立即中止，静躺一会儿，子宫收缩不久就会停止。为确保安全，有此类情况的孕妇应不做或少做此种保养为佳。不过，如果上次流产是在妊娠第11周之前的话，这次就不必担心了。因为这个时期的流产多是由于胎儿的染色体异常造成的，流产也属于正常反应。

乳房按摩应在妊娠第36周以后开始。妊娠后期，乳房变重变大，乳房的下部受压迫，易造成血液循环不畅，因此除选择可向上托起乳房的内衣以外，对乳房进行简单的按摩也是比较有效的。

乳房按摩方法
双手环握住乳房的根部，向乳头方向缓慢移动，乳房有被拉伸的感觉。如此反复5~6次即可，另一侧的乳房也同样。乳房按摩可以改善乳房的血液循环，拉直弯曲的输乳管。

胎儿也在练习吮吸乳房

妊娠期，当你为将来的哺乳做准备时，腹中的胎儿也在为吮吸乳房做各种准备。

随着妊娠时间的推进，胎儿会移动手脚，摆出各种各样的姿势。通过观察，发现胎儿在子宫中也会吮吸手指。吮吸手指实际上就是胎儿在做吮吸乳房的准备。因此，即使是刚出生的婴儿在接触到母亲的乳头时也会马上含住并用力吮吸。有时可以在刚出生婴儿的手指、手背和前臂发现茧子，这就是由于婴儿在子宫内时反复吮吸同一个地方而形成的。由此可以知道婴儿在还很娇小的时候就已如此努力地为吮吸乳房而准备了。所以，生产以后首先要做的就是把小宝宝抱在温暖的怀里让他吮吸柔软的乳头。

不同大小的乳房有不同的保养方法

大乳房： 乳房大，乳汁的储存量就大，一次就可以给婴儿提供充足的母乳。但是由于大的乳房输乳管较长，易造成乳汁在输送的途中阻塞和过剩的母乳在乳房淤积。因此，在每次哺乳后要把剩余的乳汁挤掉，以免造成淤积。输乳管较长就会影响母乳分泌的通畅，因此在妊娠期需要每天把乳房从下向上托起数次。为了避免大的乳房下垂造成瘀血状态，请尽量选择可以托起乳房使其保持在原来位置的内衣。乳带是最理想的，较紧的乳罩易造成输乳管弯曲，请不要选用。

小乳房： 乳房小，乳汁的储存量也就小，每次的分泌量正好可以满足婴儿的需求，所以并不一定要在每次哺乳后都挤奶。此外，输乳管的长度适宜，也不必担心乳汁在输送途中发生阻塞。小的乳房总让人担心乳汁是否充足，实际上小的乳房不仅可以给婴儿提供充足的乳汁，而且不需要过多的护理，更为方便。

孕期保养好乳头让母乳喂养更便捷

在哺乳时，与乳房的大小相比乳头的形状更为重要。当然不论乳头的形状如何，都可以为婴儿授乳，只是有问题的乳头就需多做一些努力。

较难矫正的乳头可以使用乳头吸引器把乳头吸出来。此种方法较为有效，可以简单地使乳头突出。开始时每天吸引1~2次，只要暂时让乳头凸出就可以。适应以后，在取下吸引器的一瞬间揪住乳头向外轻轻地拉伸和按摩。还要经常用湿润的纱布等轻轻擦拭乳头，清除痂皮保持乳房清洁。乳头凸出后要和正常乳头一样进行保养，当然如果能够正常授乳的话，婴儿不断地吮吸也可刺激乳头向外凸出。

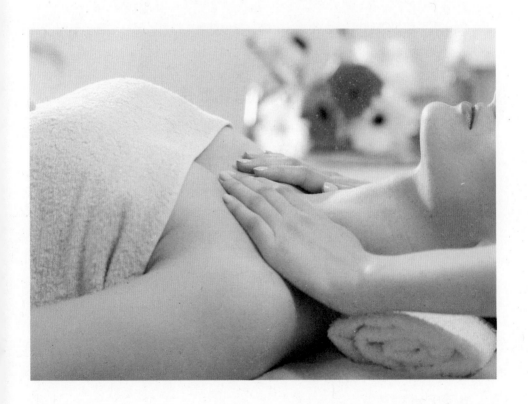

妈妈看过来——乳头护理的重点

避免过度使用沐浴用品：宝宝的嗅觉非常敏感，经常使用沐浴用品清洁乳头，会使得乳头上的母乳味道改变，而且过度地使用沐浴用品，会让妈妈的乳头失去正常的乳头细菌，如果没正常的乳头细菌就会失去整顿宝宝肠道的机会，从而影响宝宝的吸吮欲望。所以，哺乳期的妈妈用清水清洁乳头即可。

用奶水或是羊脂膏环状涂抹：平时为防乳头皲裂，妈妈可以在早晚或者哺乳后对乳头进行保养。比如，每次哺乳后可用奶水或市售的羊脂膏来进行乳头的环状涂抹；哺乳妈妈若遇到乳头受伤的情况，则要停止哺乳，用洋甘菊植物油涂抹伤处，以保护好乳头，避免乳头发生感染。伤口愈合1周后，再进行喂乳。

受伤乳头可以先使用电动挤奶器挤奶，暂停哺乳2~3天，另一边乳房若是没有受伤，可以单边喂食。

医院的环境决定了头三天的母乳喂养

产后的前几天，对于能否顺利地进行母乳喂养是至关重要的。大多数人在分娩后都要在医院住1周左右，所以医院的环境也是很关键的。比如，选择的医院是实行母婴同室，还是把婴儿集中在婴儿室由护士管理，是否指导如何哺乳等，这些具体的情况都需要事先了解。

"实现母乳喂养的10条原则"是由联合国国际儿童基金与世界卫生组织联合发表的声明。能够实现这10条原则的环境设施才是成功地进行母乳喂养的理想环境。下面把这10条原则介绍给大家，以供参考。

1. 接受产前教育。

2. 母婴同室。

3. 出生后1小时内让孩子吮吸乳头。

4. 除母乳外不给孩子其他食物。

5. 孩子一饿就喂奶。

6.一天至少吃8~12次。

7.新生儿晚上也吃奶。

8.禁止使用奶瓶或者玩耍用的奶嘴。

9.出生后1周内到儿科检查哺乳方法。

10.无论多辛苦在第1个月内一定要坚持下来。

当然现在能够完全满足这10条原则的医院很少。但是下面所提的2条是实现母乳喂养所不可缺少的条件：

1.婴儿出生后尽早实行母婴同室。前面已介绍了婴儿吮吸乳头可以刺激催乳素分泌，促使乳腺分泌乳汁。反之就不会有乳汁流出。因此，首次哺乳时间越早越好，而且要做到婴儿啼哭就能立即喂哺，这就需要母婴同室。

在分娩室，只要情况允许您抱小宝宝时，就可以开始首次哺乳了，所以最迟也应在分娩后20分钟以内。然后母亲将在分娩室停留1~2小时，此时就可以把婴儿放在身边，然后一起回房间，放到旁边的床上。这是实现母乳喂养的好方法。也有人认为当母亲因难产而极度疲劳或者深夜分娩时马上母婴同室并不恰当。此种情况下，母亲也许会与婴儿暂时分开一会儿，但还是希望在分娩后8小时以内实行母婴同室。

2.在医院期间不要喂婴儿奶粉。在婴儿出生后早期喂养奶粉会影响母乳分泌。因为饥饿的婴儿拼命地吮吸乳头可以促使乳汁分泌。被配方奶喂饱的婴儿就会安安静静地睡去，而不会一遍遍地吮吸乳头了。出生后的前3天是让母乳喂养走上正轨的关键时期，也是分泌宝贵初乳的时期。如果没有特殊的理由，在出生后的前三天绝对不要给婴儿喂配方奶，在此期间给婴儿喂哺配方奶的医院也是不合格的。关于医院设施方面的信息可以自己到医院接受检查时从医生那里获得，也可以去咨询曾经在医院生过孩子的人，从而选择一家好医院。

产前需要备好的母乳喂养用品

打算母乳喂养，有些用品在产前就要有所准备：

大号、前开口的乳罩

哺乳期由于母亲乳房内充满了乳汁，乳房会增大1倍以上，也会时时需要解开内衣和胸罩，产前最好能备几个较宽大、前部能解开扣子的胸罩。

小毛巾或纱布片

由于哺乳期间，乳房容易溢乳，外出时或有事无法给婴儿及时喂乳，乳房会有泌乳或得挤出一些乳汁，需备一些能放置于乳罩内的柔软小毛巾、吸水的纱布块。

吸乳器和奶瓶

为了预防胀奶或为了不方便哺乳时给婴儿储存乳汁，需要备1~2个吸乳器，再买2~3个带奶嘴的奶瓶，相应的还要备一个刷洗奶瓶用的奶瓶刷子。

三、妈妈开奶二三事

我们都知道，无论是年轻的，还是高龄的，超高龄的产妇；无论是自然生产的，还是剖宫产的、早产的妈妈，生产后的第3天都会出奶。

什么是开奶

在这段关键的黄金时间里，从事母婴护理的工作人员必须通过相当专业、非医疗性的方法协助母乳喂养。顺利成功避免胀奶疼痛，让宝宝吸上第一口初乳，这种做法就叫作开奶。

开奶是一门技术，更是一门深奥的学问。因为每个妈妈的状况不同，难易度当然也有所不同。通常来说，生产完3天内是开奶成功与否的关键期。年轻的妈妈开奶较容易，因为宝宝生下来体质本来就强健。如果是15天或一个月以上还在保温箱的早产儿，或者妈妈是40岁以上超高龄产妇的宝宝，开奶难度就会比较高。因为他们一生下来身体就很虚弱，没有力气去吸妈妈的奶。如果处理得不好，妈妈就很容易胀奶疼痛、发低热，严重的还会导致乳腺炎。因此，如何使这些难照顾的宝宝，像个饥饿的小老虎般去吸妈妈的初乳并不容易。

我们知道，一般的妇产医院都会有催奶的服务，那么催奶和开奶之间到底有什么不同呢？

催奶和开奶完全是两个概念：催奶是针对开奶没开好，已经出现问题的妈妈采取的方法。例如，乳腺不通、胀奶疼痛发低烧、乳房有硬块、腋下淋巴肿胀、乳房一大一小、奶水少等。并且正确的催乳方法难度非常高，不是一般人能做到的。如果处理不好，可能导致乳房过度按摩，奶水回流，影响母乳的顺利进行，严重的还会导致乳腺炎。所以，在此特别敬告各位妈妈，当催乳师帮你做催乳按摩时，让你感到非常疼痛，或按摩完后仍不出奶，这时就要引起足够警惕，这可能是极为严重的错误。请新妈妈不要随便让人去碰你的乳房。

国内缺乏指导母乳喂养的专业人才。医院虽有妈妈教室，但传授的知识并不很完善。在这样的状态下，这么重要的工作就交给了月嫂。月嫂多半是保姆出身，当然也有学历较高的，但她们拜师无门，所以在催乳方面她们并不专业，有时候她们的语言和举动还可能打击到妈妈母乳喂养的信心。这也是为什么许多妈妈很想母乳喂养，但不成功的原因。

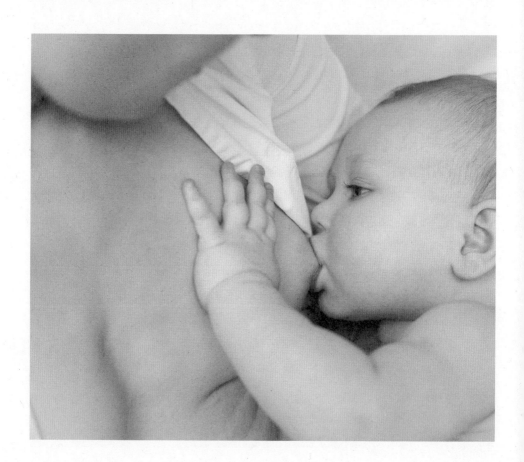

手把手教你如何开奶

　　开奶是母乳喂养的第一步。"万事开头难"，每一个成功喂母乳的妈妈，都或多或少经历过初始阶段的各种困难。但好的开始是成功的一半。一旦渡过了最初的难关，顺利开奶之后，当你怀中抱着温暖的小人儿，你心中千丝万缕的母爱化做香甜的乳汁，奔涌而出，输送进宝宝着急的小嘴中，你会有一种难以言喻的成就感。第一次当妈妈，很多人都不太知道开奶的重要性，要么顺其自然，要么交由医院指导，但是，顺利地开奶，是你母乳喂养成功的关键，各位新妈妈要引起足够的重视。让我们一起来看看开奶到底要注意些什么吧。

● 早早开始

　　宝宝在出生后的1小时是处于清醒的状态，但是1小时以后就会进入睡眠状态。所以这1小时是母亲与宝宝进行最初交流的难得机会。对于宝宝来说，首次哺乳越早越好。不管宝宝是用力地吮吸，还是只用舌头舔舔，都会牢牢地记住此时与乳头接触的感觉，这对于妈妈以后顺利哺乳至关重要。

　　早早地吮吸，对于宝宝和产妇都有很多好处。吮吸帮助消除宝宝在分娩过程中产生的紧张，帮助宝宝适应新环境。在母亲子宫内，胎儿是通过腹部的脐带吸收营养以及氧气的，宝宝出生后转变为靠自己的嘴吸收营养，靠排泄系统排出废物，靠肺来呼吸。在母亲乳头的刺激下，婴儿的口腔吮吸功能、肠胃消化功能、排泄系统的功能和呼吸功能都会较早进入工作状态，并且能强化宝宝活动能力，所以不可小视它的特殊促进作用。在母亲的怀里，宝宝吮吸乳头的同时，感受到妈妈的体温，宝宝会从妈妈的身上获得安全感和满足感，从而对母亲产生信赖。而妈妈也会因此萌生母爱，满怀热情地去抚育婴儿。对于妈妈来说，宝宝的吮吸还有助于宫缩，有利于胎盘的娩出以及妈妈产后恢复。所以，妈妈要懂得这一点，尽可能早让婴儿开始吸乳，即使没有乳房发胀感，也没有泌乳现象，也要尽早让婴儿吮吸乳头。

下颌发育，引起畸形。

宝宝是最好的吸奶器

一开始不必硬性规定喂母乳的次数、间隔和喂奶量，应该是每当婴儿啼哭或觉得该喂了就抱起喂母乳，婴儿能吃多少就吃多少，这样可使妈妈体内的催乳素分泌增多，从而使泌乳量增加，还可预防妈妈发生乳腺炎。如果妈妈身体虚弱或伤口疼痛，可以采用侧卧位喂奶，但日后不宜经常躺着给婴儿喂奶，否则会影响婴儿

母婴同室

最理想的情况是妈妈和宝宝同室相处。产后1周内在医院里，也要争取母婴同室，这样可以不必依靠护士定时定点地把孩子抱过来，而是想什么时候喂奶就什么时候喂。宝宝和妈妈同床很安全，除非妈妈病得很重，用过镇静剂或是喝醉了，否则她不会压住孩子。研究表明，宝宝猝死综合征更多的是由于

孩子和母亲分开睡造成的，而不是妈妈压住了宝宝。

拒绝奶瓶

有些医院为解脱医护人员的负担，常规定给新生儿喂葡萄糖水；有些父母或者老人急于平息孩子的哭声，也会选择给孩子喂奶粉，这些都会破坏母亲喂母乳的努力。添加物会满足孩子的胃口以及吮吸要求，使得孩子更想睡觉，而不是吃妈妈的奶。吮吸母乳是一件比较费劲的活动，而吮吸奶嘴却会很容易地吃到东西。一旦宝宝适应了奶嘴的轻而易举，就不再愿意花费力气去吮吸妈妈的奶头。吮吸频率的降低、吮吸时间的减少，都会导致乳汁分泌不顺畅，这是一个恶性循环。

如果在特殊情况下（新生儿脱水或低血糖），必须喂添加物，一定要让宝宝先吮吸妈妈的奶头，然后再喂糖水或奶粉。最好不用奶瓶，而是用小勺或者针管。要给宝宝培养好的吮吸习惯，就是必须经过吮吸的努力，才能吃到东西。

耐心等待、持之以恒

没有任何一对母子是在第一天就顺利地建立起成功的母乳喂养关系。宝宝刚呱呱坠地，你大概也是一点儿经验都没有的新手。在母子的供需关系达到默契之前，肯定会经历一些困难与错误。不要着急，不要气馁，坚持下去，坚持就是胜利。一般来说，成功地产奶，需要3~7天的时间。如果分娩过程不很顺利，开奶的过程可能就会更加缓慢。

如果分娩过程中使用了麻药，产妇和新生儿都昏昏欲睡，没有精力去学习母乳喂养的艺术，那就睡足了再说吧。

集中注意力，闹中取静

在医院往往是好几个产妇和新生儿一间屋子，病房里人来人往，闹哄哄乱糟糟，令人无法平静下来。而宝宝的爷爷奶奶、外公外婆们，常常会满怀欣喜，对喂哺宝宝跃跃欲试。

因此，你想要静下心来，集中注意力给宝宝喂奶，还得下一番功夫。最好在产前就取得家里人对于母乳喂养的理解和支持，在产后能够按照自己的意愿进行努力。

妈妈要坐舒服了

哺乳时，首先妈妈要坐得舒服。只有妈妈舒服了，宝宝才能舒服。当你坐在床上，可以在背后多放几个枕头，帮助你坐直。在膝盖下垫上枕头，腿上和抱宝宝的胳膊下也各放一个枕头。不要前倾身体将奶头送进孩子嘴里，而是利用枕头将孩子抱到你胸前。以后坐在椅子上哺乳时，你可以在椅子前面放一个矮脚凳，这样你可以双脚踩在上面以抬高腿部，不必靠背部和胳膊用力就可以将宝宝搂向自己怀中。宝宝衔乳后可能会喝好长一段时间的奶，你肯定不想找一个让自己不舒服的姿势，并且当你身心放松的时候，泌乳反射才能发挥作用。

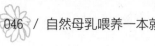

鼓励宝宝正确地衔住乳房

引导宝宝张大嘴巴：衔乳要成功，关键在于宝宝嘴巴要张得够大。具体做法：首先，用乳头逗引宝宝的下唇，或者，如果宝宝的脸转向另一边，轻轻地划过他的脸颊，觅食的本能会令宝宝转头向你。再次逗引他的下唇，轻声鼓励宝宝张大嘴。等到宝宝嘴张得最大时，迅速地将乳头塞进他的嘴里。记住，这个过程要快，但也要温柔。开始的几天要不怕麻烦，多试几次。如果宝宝的衔乳方式不正确，要及时将乳头拔出来重试。

引导宝宝含住更多的乳晕：乳窦（乳汁库）位于乳晕的下方，不在乳头上，宝宝必须用舌头压住乳窦，顶住上颌，进行挤压，才能挤出足够的乳汁。因此，宝宝应含住乳晕吃奶，而不是含住乳头。仅仅吮吸乳头不仅使宝宝吃不到奶，而且会引起乳头皲裂。当你快速将宝宝拉向乳房的时候，他的牙龈应该绕过乳头的底部，环包住至少2.5厘米半径的乳晕部分。正确的姿势有助于宝宝挤压乳晕下的输奶管，以获取大量乳汁。如果宝宝衔乳正确，你不应感到乳头有任何的疼痛和压制。一旦感觉疼痛或压制，你应该用小手指伸进宝宝下唇和乳房之间，断开衔接，重新来。

如果强行把乳头从宝宝的嘴里取出，就会弄伤乳头。可以按照下面的方法轻松地把乳头取出。

挤压面颊法：主要用拇指和食指轻轻地挤压宝宝的面颊两侧，就可以轻松把乳头取出。

下压下颌法：用拇指轻轻地下压宝宝的下颌，他就会张开小嘴，把乳头取出。

正确托住乳房的姿势

许多新妈妈习惯用剪刀手的姿势去握乳房，这种姿势不利于乳汁的分泌。正确的手握乳房的姿势：手贴在乳房下的胸壁上，拇指在上方，另外四只手指头捧住下方，用食指托住乳房，形成一个C字。注意手指头要离开乳晕一段距离，不要离乳头太近。

宝宝要躺舒服了

让宝宝的身体放直，横躺在你怀里，整个身体贴近你的身体，脸对着你的乳房，鼻子对着乳头。他的头和身体应该保持一条直线，头和颈得到支撑，不要向后仰或歪着。不要让宝宝扭头或是伸长脖子才能够碰到你的乳头。喂奶时，还要注意不要让宝宝的身体摇晃而偏离你的身体。

喂奶时温情注视宝宝

大多数的宝宝在吃饱之后，仍旧喜欢含着妈妈的奶头，这主要是因为宝宝吃奶不但是补充能量的过程，更是和妈妈培养感情的过程。所以，如果你"含情脉脉"地看着宝宝吃奶，那么宝宝也会感受到你温柔的目光，感受到你的爱。

不要因为宝宝吃饱了就放下宝宝，让他多享受一下妈妈的怀抱也并无不可，这可是增进母子感情的最佳时机。妈妈最好微笑着注视宝宝，和宝宝说说话、唱唱歌，只是这样的时间也不需要太长，为了培养宝宝良好的饮食习惯，吃奶的时间最好控制在20~25分钟为佳。

按需喂哺、频繁喂哺

只要宝宝想吃，你就喂母乳，这叫"按需喂养"。 我是不主张按需喂哺的，这样会让妈妈很累。但是在开奶这个特殊的阶段，妈妈可以稍微辛苦一点，可以按需喂哺。因为只有宝宝频繁的、非限制性的吮吸，才会刺激你体内泌乳素和催产素这两种激素的分泌，这两种激素继而督促你乳房内的腺体生产母乳。频繁的吮吸还有助于预防乳房肿胀和一些其他和乳房相关的问题。

观察宝宝是否有效吮吸

宝宝吮吸时，应该含住你的乳晕的大部分，从你的视野看去，你只能看到乳晕的外围部分。另外，如果宝宝吮吸时发出啧啧的声音，不要以为宝宝在津津有味地喝母乳，恰恰相反，这是他没有正确衔乳、难以喝出乳汁的信号。

正确衔乳时，宝宝的下巴应碰到你的乳房，他的嘴唇应该呈外翻形状。刚开始的时候，你可以请人帮忙看一下宝宝的下嘴唇。如果宝宝衔乳姿势正确，他的舌头会伸出来，在下牙龈上方，并在乳头周围形成一个槽，缓和来自下颌的压力。

如果宝宝正确衔乳的话，你应该能听到宝宝吞咽的声音。一旦你下奶成功后，你能很明显地听到宝宝吞咽的声音。不过在宝宝刚出生的那几天里，由于宝宝吮吸能力还比较弱、乳房泌乳量也不太多，宝宝得连续吮吸好几次后才能听到一次吞咽的声音。

宝宝吮吸时，你能看到他的耳朵前方的肌肉会动，表明吮吸有力有效，动用了整个下颌。如果你看到宝宝脸颊中间的凹陷，则表示衔乳不当，是宝宝嘴巴没有和乳房连接好造成的。

正确衔乳时，宝宝的下颌应该紧贴你的乳房，鼻子轻轻地碰到你的乳房，但鼻孔不会被遮住，这样他的呼吸还是很通畅。如果你的乳房阻挡了他的鼻孔，你可将他的屁股拉近点或者稍微抬高你的乳房，协助宝宝呼吸通畅。

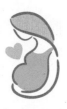

四、新妈妈成功哺乳 几大要素

哺乳是人类的本能，理应是一件很简单的事。但是，在生活中，我们经常看到很多哺乳妈妈会遇到这样或那样的问题，这说明哺乳也是一件不容易的事。怎么让妈妈的哺乳计划更成功，哺乳过程更轻松呢？下面有妙招。

🐾 哺乳前先了解你的宝宝

1.新生儿没有昼夜观念——胎儿在子宫内生长时，是没有昼夜之分的。因此，对刚出生不久的新生儿来说，并没有白天通常代表清醒、活动的时间，夜晚则是睡眠时间这种观念。

2.新生儿的作息——新生儿在一天中除了吃，睡眠时间有16~18小时。出生后1个月内的宝宝，有食量较少、进食次数多以及睡眠周期短等特性，因此妈妈必须花比较多的心力在他的身上。通常这个阶段的宝宝，睡眠时的浅睡比率较高，因此经常会半梦半醒。

热敷和按摩让你好好享受母乳喂养

如何好好享受母乳喂养——热敷、按摩，轻松喂母乳

当宝宝呱呱坠地后，妈妈首先要面临的问题就是喂母乳。新妈妈在还没有了解宝宝吃奶的规律的时候，把握不准什么时候该给宝宝喂奶，经常一涨奶就马上喂宝宝。但是妈妈涨奶很可能是乳腺不通，这时候给宝宝喂乳他可能因为肚子饿却吸不到乳汁而号啕大哭，甚至会咬乳头，造成妈妈的乳头破皮。针对此情况，建议产妇胀奶时，先热敷、按摩，待乳腺畅通且乳汁流出来，再将宝宝抱来喂奶。

现在，我来说明一下涨奶时如何为妈妈进行热敷。

1. 准备工作：脸盆、橡胶手套、热敷带、厚度适中的毛巾。可以准备洋甘菊按摩油和姜精油来辅助，以缓解涨奶疼痛。

2. 准备一盆温开水，滴入3滴姜精油搅拌一下，让毛巾和热水吸收。

3. 再用少量洋甘菊按摩油轻揉擦拭乳房。

4. 检查一下硬块的位置。

5. 使用纯植物的油，可以使乳头部分得到充分滋养，而不容易皲裂。

6. 开始热敷时，先用毛巾轻贴妈妈胸部肌肤，问问是否温度太热。

7. 接着以双掌伏贴地包住妈妈的乳房，帮助精油的渗透。

8. 让妈妈放轻松深呼吸，可以帮助缓解胸口疼痛。

9. 反复3~4次。若是盆中的水变凉时，可以再加热水。可以用橡胶手套来替妈妈热敷，以方便挤干毛巾。

怎么给宝宝建立规律的作息

规律的作息让宝宝可以预先知道接下来会发生什么事。举例来说，宝宝起床后可以让他先喝点温水，接着让他游戏（活动）、听音乐，然后再吃奶，如此可以让入眠一夜的宝宝有个活动的时间，让他的肠胃有个蠕动的时间；下午让宝宝小睡一下再喝奶，然后准备洗澡、睡觉。每天都在相同的时间做一样的事，让一切都存有逻辑规律，宝宝便会有一种安全感。照顾者也可借由这种规律的作息，了解宝宝真正的需求，并满足他。

宝宝1~2个月大之后，建议照顾者可以主动为他建立规律的作息，让他了解白天是活动时间，晚上是乖乖睡觉的时间。同时，控制宝宝喝奶的时间，如此一来，宝宝便可以一觉到天明。以下是一些建议做法：

• 培养宝宝的昼夜观

通常宝宝在2~3个月大时，会开始有白天和夜晚的观念。白天的时候，当宝宝在小憩或午休时，应让他尽量在有光线或明亮的环境下入睡；晚上真正要睡觉的时候，要将灯光调暗，顶多开一盏微弱的小灯。让宝宝了解白天与夜晚的睡眠环境是不同的，宝宝渐渐就会分辨白天与夜晚的差别，且会慢慢习惯日夜作息模式。

• 让宝宝独自睡一张床

虽然不见得一定要让宝宝独自睡一间房，但至少要让宝宝独自睡在自己的床上。这样除了可避免宝宝干扰到照顾者的睡眠，也可尽早让宝宝习惯"睡自己的床"，甚至熟悉睡眠的环境。

安慰宝宝要随心

当宝宝半夜惊醒或是想要喝夜奶时，建议照顾者不要将灯全开。尽量让宝宝处于"夜晚"的状态。在安抚宝宝的时候，也不要过度铺张，这样反而会将宝宝弄醒。无论是安抚或喂奶，都简单化进行，如此才可让宝宝快速再进入睡眠状态。

让宝宝自己入睡

当宝宝出现诸如揉眼睛、抓耳朵或吸吮手指等动作，就可将宝宝放到他自己的床上，准备让他自己入眠。假如宝宝哭，尽量不要将宝宝从床上抱起，也不要抱在怀里哄睡。最好的方法是让宝宝继续躺在床上，用一些对他有效的安抚方式（例如唱晚安曲、给他吃安抚奶嘴等），让他慢慢入睡。

有效的睡眠仪式

照顾者可主动为宝宝设计一套"睡眠程序"，借由这些固定的活动来让宝宝知道，是时候该睡觉了。举例来说，照顾者每天在宝宝睡觉前，说一个小故事给宝宝听，或是创造和宝宝互动的小游戏等。这些固定的"仪式"，每天持续地在睡觉前做，久而久之，宝宝就会知道，做完这件事，就是应该要睡觉的时候了。

不过要注意的是，虽然不见得每天睡觉的时间一定要规定在几点钟，但是做这些"睡眠仪式"时，还是要尽量在相同时段，才不会让宝宝混淆。

有必要让宝宝喝夜奶吗

很多宝宝都有吃夜奶的习惯，这让妈妈们很纠结：一是吃夜奶会让妈妈很辛苦；二是吃夜奶会耽误宝宝的睡眠，影响宝宝的健康。妈妈辛苦倒是其次，我相信为了孩子好，多辛苦妈妈都不会介意，宝宝的健康才是妈妈最关心的问题。

睡眠是宝宝身体发育的催化剂

每个人都有过这样的体验：在获得一次又香又甜又舒适的睡眠之后，会感到精神振奋，心情舒畅，甚至整个白天都会劲头十足。小孩子虽然不能准确地表达他们的这种感受，但实际上他们比成年人更需要高质量的睡眠。所以，我们千万不能忽略对宝宝睡眠的特殊关照。

通常都说"睡眠充足的孩子能长高"，这是完全正确的科学事实。对儿童长高最重要的激素就是生长激素。生长激素是脑垂体前叶分泌的生理活性物质，能直接作用于全身组织细胞，促进组织中蛋白质的合成，增加细胞的体积和数量，促进机体生长。它还能促进长骨的骺软骨细胞增生，促进软骨的生长，使人体逐渐增高。

研究发现，出生第一天的婴儿，在沉睡时就能分泌生长激素。正常情况下，夜间分泌的生长激素为白天的3倍。一般睡眠后45~90分钟开始分泌生长激素，平均在睡眠后70分钟后达到分泌高峰。如果入睡时间推迟，生长激素的释放便随之延迟，直到睡熟，生长激素才开始分泌。如夜间不睡觉，生长激素则分泌很少。特别是处于青春期的少年，这个阶段是生长激素分泌的高峰，晚上分泌的生长激素特别多。

睡眠时，脊柱、双腿、关节的骺软骨全部处于放松状态，摆脱了身体压迫及重力影响，可以自由伸展，有利于骨骼发育。为了孩子正常生长发育，为了增高，应保证孩子有充足的睡眠时间，年龄越小的孩子，睡眠时间越要长。

现在，有许多年轻父母怕孩子哭闹，竟让孩子在自己怀抱中睡觉，这其实没给宝宝带来什么好处。

正确的做法：给婴儿喂过奶后，把他放在床上，让他自己睡，不要拍他、摇他，更不要抱他，否则他会睡不深的。从第2个月开始，就可以帮宝宝建立规律的作息时间，不再喂夜奶，保证宝宝晚上的睡眠质量。

对宝宝来说，最好的睡眠环境是全暗的，或仅有一盏微弱的小灯。倘若宝宝一开始不习惯这种睡眠环境，建议照顾者还是要借由有效的安抚方式（例如和他说说话、握住他的手或在他身旁陪伴等），建立宝宝的安全感，让宝宝自己入睡，慢慢让他习惯在黑暗的环境中入眠，对宝宝才是最好的。

怎样戒除烦人的夜奶

倘若宝宝已经1个多月大，且白天都有喝到足够的奶量，半夜那餐已经没有必要了。其实，有时候是照顾者"主动"为宝宝建立喝夜奶的习惯，如果不让宝宝喝夜奶，对健康并不会有很大的影响，妈妈也会轻松很多。如何让宝宝戒掉夜奶呢？说明如下：

（1）睡前倒数第二餐让宝宝喝的奶量稍微少一点儿，到了睡前那餐再让宝宝多喝一点儿，宝宝半夜肚子饿的概率就能降低许多。

（2）延长喝奶时间。随着宝宝的年龄增长，喝奶的频率变少，照顾者可以慢慢将餐与餐之间的间隔拉长，比方说以前都固定凌晨3点要喂，就延长到4点，再以后是5点，慢慢地，宝宝就可以戒掉夜奶，一觉睡到天亮。

特殊的银行：

母乳银行——是为新生婴儿提供母乳的存储机构。由于人类对母乳喂养的科学重视，因此设立了母乳冷冻存储机构，便于为早产儿、新生儿，以及需要母乳喂养的婴儿及时提供最科学合理的喂养。

世界上已有很多国家建立了母乳银行，尤以拉美国家为首。美国哥伦比亚广播公司（CBS）报道，德州少妇芮奇曼（Alicia Richman）成为金氏世界纪录"捐赠最多母奶者"保持人。根据金氏世界纪录（Guinness World Record），芮奇曼在2011年6月到2012年3月间，共捐出11115盎司（1盎司约合0.02927升），相当于694磅（1磅约合0.4536千克）的母奶给慈善机构。北德州母乳银行执行长维克斯（Amy Vickers）表示，芮奇曼捐出的奶水已经"喂饱全美数百名甚至上千名早产儿"。

掌握不同形状乳头的哺乳技巧

对于不同的乳头类型，妈妈应该采取什么样的哺乳技巧呢？

基本上乳头大小和母乳喂养无太大关系，成功哺喂母乳最重要的是妈妈自己的信念。信念坚定的妈妈，往往都能顺利地哺喂母乳，这里只是一些哺乳上的重点需要提醒大家而已。

类型	自测	技巧
扁平乳头	扁平乳头是指直径虽然在标准范围内，但是却不够突出，也就是乳头长度较短，约在0.5厘米以下	多吸吮：对宝宝而言，扁平乳头不容易吸到，不过只要多让宝宝吸吮，转变成正常乳头的概率很高，宝宝也就能吸得轻松又顺利
小乳头	乳头直径与长度都在0.5厘米以下	含乳晕与多吸吮：和扁平乳头一样，宝宝比较不容易含住乳头吸吮，但只要让宝宝连乳晕一起含住，还是可以吸得到奶水，而且只要持续哺喂母乳，乳头形状将会变得更加容易吸吮
巨大乳头	乳头直径在2.5厘米以上	多吸吮：宝宝刚开始吸奶时会感到困惑，不知道该如何吸吮，但是经过一番努力之后，宝宝就会习惯妈妈的巨大乳头。即使妈妈的乳头比一般乳头大许多，只要妈妈与宝宝一同用心，一样可以顺利、成功地哺喂母乳
凹陷乳头	乳头凹陷在乳晕中无法凸出于外部	及早护理：这类型乳头要及早先做好护理工作，以手指头刺激等方式可以使乳头突出。可以利用霍夫曼运动来改善凹陷情况，让哺乳变得更为顺利，一旦哺乳步上轨道，乳头只要接收到宝宝吸吮的刺激，就会自动凸出，不再需要刻意拉引，所以此乳头类型的准妈妈可千万不要轻易放弃

不管是哪种乳头，母乳喂养时，妈妈都要帮助宝宝调整情绪，妈妈与宝宝四目相望，集中的专注力会让宝宝更容易吸吮成功。

奶量不足的正确应对方法

我们知道，母乳是宝宝最好的食物，是任何食品都不能替代的。对于许多决心母乳喂养的妈妈来说，如果泌乳量不足，就会丧失了母乳喂养的信心。如何通过一些方法来增加泌乳量呢?

增加喂奶次数

只要宝宝需要，不用管什么白天和晚上，妈妈随时准备喂奶。一方面，婴儿频繁地吸吮乳头，可以反射性地刺激催乳素的分泌增强，促进妈妈乳汁分泌的增加；另一方面，还可以增加母子感情。母乳喂养至少每两小时喂宝宝一次，因为母乳消化快，易吸收，一般2~3小时就会从胃中排空了。每次喂奶的时间20~30分钟最好，这个时候母乳中的脂肪含量开始增多，有利于婴儿的成长。

两侧乳房轮流喂哺

两侧乳房要轮流喂哺，大致每侧10分钟。一来两侧轮流喂哺可以促进乳汁分泌，避免将来两侧乳房大小相差悬殊，影响美观；二来如果宝宝总是长时间吮吸一侧乳房，母亲总保持一个姿势也会疲劳。

双侧乳房轮流喂哺，这样宝宝在一天内可以从两边的乳房获得大致等量的奶水，既能吃到前奶，又能吃到后奶，营养全面，有利于宝宝的生长发育。

照顾好自己才能做个好妈妈

唐代大医学家孙思邈所著的《备急千金要方》指出："凡乳母者，其血气为乳汁也。五情善恶，悉血气所生。其乳儿者，皆须性情和善。"也就是说，乳汁是由其血气转化而成的。五情善恶，都与血气化生有关。气血运行不正常，分泌的乳汁就会受到影响，甚至会直接影响到新生儿的健康成长。

现代人的生活节奏越来越快，生活和工作环境也较紧张嘈杂，而且会经常遇到各种复杂的人际关系要处理，诸多因素使得人的情绪波动比较大。哺乳期的妈妈们也不例外，烦躁、惊喜、忧愁、愤怒、郁闷……各种极端的情绪随时都有可能发生，内分泌系统可能会通过新妈妈的大脑皮质影响垂体的活动，从而抑制催乳素的分泌，影响到乳汁分泌的质和量，使新妈妈出现乳汁缺乏的现象。而且容易造成肝郁气滞，甚至产生血瘀，并伴有消化功能紊乱等症状，从而影响乳汁的数量和质量，使得奶水量少甚至变色。在这种情况下，婴儿喝了妈妈的奶，心跳也会随之加快，变得烦躁不安，甚至夜睡不宁、喜哭闹。因此，妈妈心情好，奶水才能好。哺乳期内妈妈们一定要避免情绪的波动和过度疲劳，保持心情舒畅、保证足够睡眠。哺乳的妈妈为了宝宝也应该控制好自己的情绪。要把宝宝的哺乳任务列在日程上。家人要给予更多关怀，让产妇保持良好的心态。

其实在做准妈妈的时期，就应该"操练"自己了，有意识地听听音乐，读几本好书，适当做一些运动，调整好自己的作息时间，尽量保持平和的心情，这对将来保证乳汁的质和量都会起到较好的作用。

另外，可多喝水及牛奶以保证水分和钙量，忌口渴才饮水，在饮食上要注意营养均衡荤素合理搭配。多吃动物性食品和豆制品、新鲜蔬菜、水果等。奶制品和豆制品能为人体提供优质的蛋白质，同时也是补钙的首选食物。另外，还可吃些海带、紫菜、虾米等含有丰富的钙及碘的海产品。

专业方法帮你增加泌乳量

如果你的母乳暂时分泌不足，可以找一位成功哺乳过的妈妈或者医院里的哺乳顾问，向她们请教如何增加泌乳量。很多时候，一些民间的偏方或者医生的专业方子，也能增加你的乳汁分泌量。至少，它能给你心理安慰，增加你的自信心。

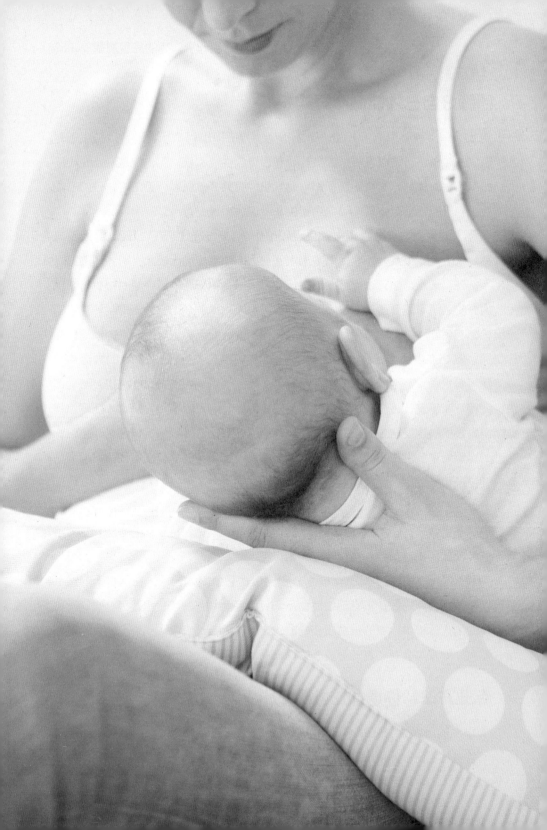

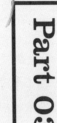

Part 03

不同情况下的
母乳喂养指南

哺乳不是一个静态的、程式化的过程。

每个妈妈都要应付在不同情况下的哺乳。顺产的妈妈在白天哺乳和夜间哺乳的情况会不一样；剖宫产的妈妈在最初的哺乳过程中，要面对比顺产妈妈更多的困难和挑战；而上班后，要继续哺乳，就得想办法平衡哺乳和工作的关系；早产儿比足月儿更需要母乳也更需要呵护；外出旅游时，你需要做好心理和物质上的准备，让宝宝跟你一起旅行的过程中，依然能享受母乳……

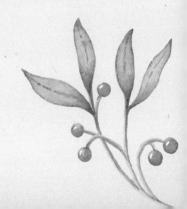

一、剖宫产妈妈的
母乳喂养

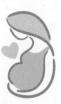

首先，要申明一点，我绝不赞成剖宫产。剖宫产无论是对妈妈还是对宝宝都不好。虽然因为有麻醉剂这个神奇东西的存在，剖宫产在手术过程中基本感受不到什么疼痛，但即使目前的手术技术都已经很高超，缝线技术也很好，手术后的疼痛依然躲不掉。其次，采取剖宫生产的妈妈，产后必须等待麻药消退，等到排气了才能进食，而产后第一天麻药消退后伤口疼痛难忍，这些都会增加剖宫产妈妈哺乳的难度。因此在母乳喂养方面，比起顺产的妈妈来说，剖宫产妈妈在恢复期的哺乳需要更多的帮助和考验，因为她们同时担负着让身体早日康复和喂养宝宝的任务。

照顾妈妈产后虚弱的身体放在首位

刚刚生完宝贝，剖宫产的新妈妈增加了腹部的伤口，几乎都存在不同程度的焦虑、不安、抑郁、恐惧等心理方面的问题。产后伤口的疼痛，行动不便及睡眠欠佳、疲劳的影响，会使剖宫产新妈妈对哺乳产生畏惧情绪；而人体神经内分泌的变化，很大程度受到心理因素的调控，不良心理因素会影响垂体分泌催乳素，进而影响奶水分泌。因此，对于剖宫产的新妈妈，家人应该给予更多的关心、照顾、鼓励。注意新妈妈的情绪变化，通过安慰的话语和实际行动，帮助新妈妈解除顾虑，为哺喂宝宝做好万全的准备。

卧床宜取半卧位

剖宫产的新妈妈身体恢复较慢，不能像顺产的产妇那样在产后数小时就可起床活动。因此，剖宫产者会发生恶露不易排出的情况。如果采取半卧位，配合多翻身，可以促使恶露排出，避免恶露淤积在子宫腔内，引起感染而影响子宫复位。半卧位也利于子宫切口的愈合。

腹部放置沙袋

有时护士会在新妈妈的腹部放置一个沙袋，这样做是为了减少腹部伤口的渗血。护士们会按规定每隔一段时间为新妈妈测量血压、查看面色、测量脉搏和体温，还会每隔一段时间观察小便的颜色、尿量的多少、尿管是不是通畅等，并将这些情况记录下来。

尽早活动

此时特别需要注意保暖以及各种管道的畅通情况；勤换卫生巾，保持清洁；腹部的沙袋需放置8小时；12小时后，产妇在家人或护士的帮助下可以改变体位，翻翻身、动动腿。术后知觉恢复后，就应该进行肢体活动，24小时后应该练习翻身、坐起，并下床慢慢活动，条件允许还应该下地走一走，运动能够促进血液循环，使伤口愈合更加迅速，并能增强胃肠蠕动，尽早排气，还可预防肠粘连及血栓形成而引起其他部位的栓塞。

及时哺乳

宝宝饿了，护士会把他抱给妈妈，妈妈一定要将最珍贵的初乳喂给宝宝。这是值得回味的经历，留给宝宝也留给自己。宝宝的吸吮还可以促进子宫收缩，减少子宫出血，使伤口尽快复原。

禁食

在术后6小时内应当禁食。这是因为手术容易使肠道受刺激而使肠道功能受到抑制，肠蠕动减慢，肠腔内有积气。因此，术后会有腹胀感。为了减轻肠内胀气，暂时不要进食。

止痛的办法

麻药劲过了以后，大多数产妇会感觉腹部伤口疼痛，这时可以请医生开些处方药，或者可以使用镇痛泵缓解痛苦。

尽快进食

剖腹产6小时后可以饮用一些排气类的汤，如萝卜汤等，以增强肠蠕动，促进排气，减少腹胀，同时也可以补充体内的水分。但是，一些容易发酵产气多的食物，如糖类、黄豆、豆浆等食物，应该少吃或不吃，以防腹胀更加严重。

剖宫产妈妈的正确哺乳姿势

对于顺产的妈妈，喂奶姿势是怎么方便怎么来。不过，对于剖宫产后恢复期的哺乳妈妈来说，哺乳姿势可要讲究了。因为这段时间，你既要给宝宝喂乳，又要保护脆弱的手术伤口。

橄榄球式抱法

这个姿势最适合剖腹产手术的妈妈。对个头小或是早产的宝宝也很有用。用这种抱法，你可以清楚地看到宝宝衔乳的情形。妈妈坐在椅子或床上，身侧放一个或多个枕头，把胳膊放在枕头上，手托住宝宝的脖子，让他的腿朝上斜置，靠在支持你背部的枕头或椅背上。然后把他的头靠近你的乳房，让宝宝叼住乳头。一旦宝宝能很好地吸吮了，你可以在宝宝和你抱着他的手之间插一个枕头，帮助宝宝保持贴近你的姿势。而你就可以向后靠，注意要避免探身前倾到宝宝上方。

另外，还有一些要点是很需要特别强调一下的：

1. 在喂奶之前先花几分钟热敷乳房，这样就能使乳房变软、乳头外突，方便小宝宝把乳晕含在嘴里。

2. 对于乳房特别丰满的妈妈，哺乳的时候最好佩戴支撑型的哺乳胸罩，这样可以把乳房承托起来。

3. 避免托住宝宝的后脑勺，那会刺激宝宝拱起身体脱离乳房。

侧卧姿势

侧卧姿势是宝宝和妈妈面对面侧身躺着。为了让这个姿势更舒服，你可以在头下放两个枕头，背后放一个，上面的腿下放一个，宝宝背后也塞一个枕头。让宝宝面向你，侧身躺在你的臂弯里（如果你还处于剖宫产后的恢复期，需要有人帮你调整宝宝的位置，使宝宝的嘴巴对上你的乳头）。

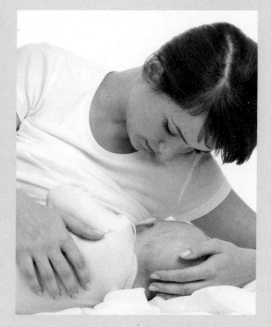

侧卧姿势对夜间哺乳及午睡哺乳非常适用，但刚开始母乳喂养的时候，侧卧姿势相对于坐姿更难掌握，因为这个姿势对小宝宝来说难度也会更大一点，所以最好在宝宝养成了良好的衔乳习惯之后，再使用侧卧姿势。

当然，如果由于身体原因，必须躺着喂奶，则另当别论。

二、给早产儿哺乳

　　宝宝出生时的标准体重为2500~4000克，低于2500克的为低体重出生儿，超过4000克的为巨大儿。出生体重偏低的宝宝大多要放到保育箱内，所以母亲无法直接给宝宝哺乳。另外，早产的宝宝开始时只能吃一点儿奶。即使这样，还是可以实行母乳喂养的。就母乳的成分而言，母乳是早产儿的生命源泉，早产儿妈妈的乳汁是为早产儿特别设计的，早产儿妈妈更应该用母乳喂养早产儿。

早产儿更应该用母乳喂养

　　在前面，关于母乳的优点已经有过介绍。母乳中乳清和凝乳比例比配方奶高，容易消化，并且母乳中含有的大量免疫物质可以让抵抗力弱的宝宝少得病。因此早产儿更需要用母乳来喂养。

　　出生体重偏低的早产儿，内脏功能尚未发育完全，需要获得某些额外的养分才能加速成长。神奇的造物主让早产宝宝的妈妈在产后1个月里分泌出含有这些额外养分的乳汁。这种母乳中热量、蛋白质及脂肪含量明显更高，尤其健脑的多元不饱和脂肪酸含量非常高。早产宝宝的肠道系统尚未发育完全，不能很好地吸收脂肪，特别是配方奶中的脂肪，而母乳富含脂肪酶，可以帮助早产宝宝消化吸收脂肪。为早产宝宝准备的乳汁中，也含有更多促进生长和发育的蛋白质、脂肪、钠、铁、氯化物，以及其他营养物质。另外，体重偏低的宝宝在刚出生时比较容易得坏死性肠炎，母乳可以有效地预防和治疗这种疾病。

为新生儿加护室内的宝宝挤奶

　　宝宝在新生儿加护室里，母亲无法直接给宝宝喂奶，所以需要自己挤奶。为了让母乳正常分泌，需要频繁刺激乳头，所以产后就要不断地疏通输乳管和挤奶。

　　和宝宝吮吸一样，开始时并不会挤出乳汁，所以不要担心，要继续努力。此外，挤奶时要注意不要用力过猛，请参照本书前面所示的要领，还要不断地变换压迫输乳管窦的手指位置。这样不用多久，初乳就会流出。然后一点一点地挤到奶瓶里喂给宝宝。这样坚持挤奶，就可以在宝宝从新生儿加护室出来的那一天，把他抱在怀里，让他能够充分地体会到乳房的温暖和乳汁的气息了。

为宝宝挤奶，短、频是关键，频繁、短暂地挤奶要比不经常地、长时间地泵奶要好。建议每天挤奶8次。

因为早产儿及患病的新生儿更容易受感染，所以盛奶容器和吸奶器上接触母乳的部件必须严格清洁、消毒，要遵循医院对设备清洁、消毒的处理方法，挤奶前彻底洗净双手（包括指甲缝），每天都要用消毒液清洗吸奶器。

想办法让早产宝宝吃到高脂肪的后奶

早产儿体重偏轻，因此，要让宝宝多吃高脂肪的后奶，以弥补体重的不足。而早产儿大多吸吮力弱，胸喂的话，往往只吃完前奶就睡着了，而真正能帮助宝宝增加体重的高脂肪的后奶还留在妈妈的乳房内。所以，哺乳的妈妈要想办法让早产儿吃到高脂肪的后奶。胸喂过宝宝后要立即挤奶，这时挤出的奶要比在胸喂前挤出的奶浓稠。如果宝宝还没有开始胸喂，可以在挤奶过程中使用不同的容器装奶，即在泌乳反射触发后，换容器装后奶，以区别于前奶。

冷藏挤出的母乳时，乳脂会浮到表层，捞取乳脂，先给宝宝喂。

出院后要悉心呵护早产儿

早产儿出院后，妈妈要更加悉心呵护宝宝，多花时间陪宝宝。另外，因为宝宝吸吮力弱，身体储存的能量少，因此，每次哺乳的时间不要太长，你可以用增加喂奶次数的方式来让宝宝摄取足够的母乳。另外，对待早产儿要有更多的耐心，如果宝宝暂时无法成功吸奶，不要气馁，暂停此次哺乳。在哺乳的过程中，要温柔地鼓励宝宝，不要大声呵斥他。要知道，早产儿比一般足月宝宝更容易受到刺激。

需要注意的是，早产儿吸吮力弱，单靠宝宝的吸吮可能不足以增进你的泌乳量。因此，在宝宝学习吃奶期间，你要继续挤奶，让你的乳房获得足够的刺激。

三、夜间哺乳

提倡在宝宝2~3个月时，就为孩子建立规律的作息时间，省却夜间哺乳，还宝宝和妈妈一个香甜的睡眠。但是，宝宝初生时，为了让宝宝适应妈妈的乳头，以及刺激妈妈的乳汁分泌，或者有些宝宝已经养成了晚上喝奶的习惯，母乳怎么说都比配方奶好，所以，夜间哺乳也是母乳喂养的一个部分，在这儿也给各位妈妈简单分享一下夜间哺乳的窍门。

宝宝夜间频繁醒来的原因有很多种，有些宝宝是因为饥饿，有些宝宝因为个性使然，也有些宝宝是因为正在经历某个成长阶段的关键时刻。但是令宝宝夜间醒来，还有很多其他原因：

身体方面的不适：出牙的痛苦在夜间尤为明显；过湿或粪便污染的尿片——大多数孩子在撒尿时会醒来；穿的睡衣不舒服，皮肤对某种纤维过敏；鼻子堵了——尤其是小婴儿，尚不会用嘴呼吸；感觉太热或者太冷。

环境方面的原因：温度和湿度忽高忽低；空气中含有令宝宝烦躁或过敏的成分，比如烟味、爽身粉、油漆味、香水味、植物、粉尘等；床单太凉；不熟悉的声音。

隐藏的病理原因：比如感冒、耳朵发炎、尿路感染、蛲虫等。

这些原因需要妈妈去仔细分辨，及时排除，让宝宝有一个安稳舒服的睡眠。

许多妈妈尤其是上班的妈妈，一想到夜间要频繁起来喂奶，心里就滋生出一种畏难甚至厌烦的情绪。的确，白天上班已经够辛苦的了，如果晚上还要因为哺乳而不能好好睡觉，那确实是一件痛苦的事情。其实，只要正确认识夜间哺乳的重要性，掌握夜间哺乳的窍门，那么，夜间哺乳不但不是一件痛苦的事情，相反，你会享受夜间哺乳的时光。

🐾 日间多次哺乳

白天频繁地喂奶，让宝宝吃饱；随着宝宝长大些，白天的活动也多了，宝宝会忘记吃奶，然后在夜里补上，这样的情况在宝宝6个月大后更常见。这时，妈妈得"要求"宝宝白天至少每3小时吃一次奶，这样他夜里就不会那么频繁地想吃奶了。在喂奶的间隔，多抱抱宝宝，多和他一起玩，多和宝宝接触。需求在白天就得到满足的宝宝在夜里不会要求更多。如果你白天在外工作，可以在傍晚和周末尝试这个方法，不要让其他事物分散你对宝宝的关注。

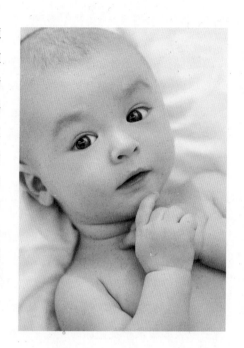

🐾 宝宝入睡前喂一次奶

如果宝宝9点吃完奶睡了，而你10点半睡觉，还没怎么睡着呢，11点或11点半的时候就被宝宝弄醒了。所以，最好在你上床前，把宝宝唤醒，喂饱他的肚子，这样你们俩都能好好睡一会儿了。

🐾 与宝宝一起睡

建议宝宝应该有"自己的床"，但是需要夜间哺乳的宝宝可以跟妈妈同睡，至少是跟妈妈睡在一个房间。妈妈与宝宝同睡的好处是，宝宝在睡眠过渡期醒来时，妈妈只要伸出胳膊，抚摸他，或给他喂奶，加以抚慰，两个人都不用完全醒来，就再次入睡了。另外，母乳中含有诱导睡眠的蛋白质，哺乳的行为也会提高妈妈血液中的催产素水平，对妈妈起到镇静的作用。哺乳的母婴俩都会犯困，可以说，妈妈让宝宝入睡，宝宝也让妈妈入睡。这种情况特别有助于那些白天工作繁忙、晚上难以平息放松的妈妈。

相反，如果将宝宝放在另外一个房间睡觉，等宝宝半夜醒来需要吃奶时，妈妈不能及时赶到，宝宝就会大哭不止，比起哄尚处于浅层睡眠的宝宝入睡难度会加大很多。对于母亲来说，从一个房间走到另一个房间，人很容易从模糊状态进入完全清醒的状态，这样等哺乳完再进入睡眠也会困难很多。这也是母亲夜间哺乳后白天容易疲倦的原因。并且，宝宝还在子宫里时，就已经习惯了母亲的呼吸、心跳和体温，宝宝睡在母亲身边会更踏实。

两侧乳房换着喂奶

因为你半夜总是要喂奶的，不如让宝宝吃个尽兴，两侧乳房都喂，这样宝宝就不会很快又饿肚子了。以侧卧式姿势喂奶时，有两种换边的技巧：一是胸前转身，宝宝吃完一侧乳房后，抱紧宝宝在胸前，你转身到另一侧；另一种是，如果你在夜里不想抱着宝宝转身这么大幅度的动作，可以调整上方乳房的位置，将上肩放低转向宝宝，方便宝宝衔乳。

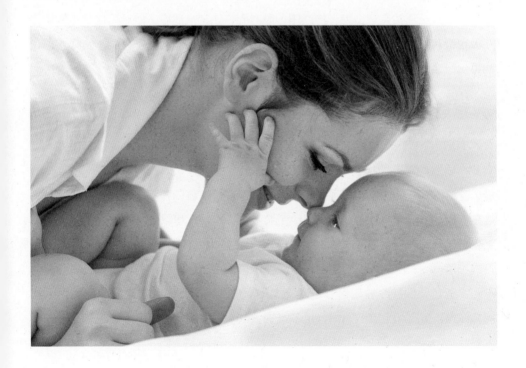

喂奶前最好给宝宝换尿布

如果宝宝的尿布湿了或脏了，在喂奶前就给他换上干净尿布，这样他吃完奶就可以直接睡了。这个方法不适用于那些"随进随出"的宝宝，他们上面还在吃着奶呢，下面就排出来了。

别让宝宝习惯整夜含着乳头

有些宝宝喜欢含着乳头睡觉，他们吃饱了以后，还会继续吸吮几分钟、半小时甚至更长时间。有些妈妈在这种情况下也能睡着，白天小睡时也是如此（宝宝能睡着，妈妈已经很庆幸了），有些妈妈则因为乳头被宝宝含着，而不能安睡。将你的乳头解放出来时，避免将宝宝弄醒，你可以用食指从宝宝的嘴角伸进去，轻轻撬开他的嘴巴，然后慢慢地（或者迅速地——怎么管用怎么来）将乳头移出来，用手指保护着乳头，以防宝宝突然咬下来。有些宝宝会因为嘴巴里的东西一下子没了而惊醒过来，这种情况下，你轻轻（快速）移出乳头时，可以用食指压宝宝的下嘴唇或下巴，直至乳头完全出来，持续压一段时间，让宝宝适应，然后再松开（你屏住呼吸也会有帮助）。如果宝宝有些醒了，可以轻轻拍拍他的肚子，说不定你还得让他再含一会儿，然后再试着移出来。

爸爸也能加入夜晚哺育工作

有时候，母子间的"供取"关系会失去平衡：宝宝取用得太多，妈妈供给得太多，导致妈妈筋疲力尽。如果你感到精力耗尽，就是该对夜间吃奶说"不"的时候了。这时，不妨让爸爸接手夜间哺育的工作。"哺育"并不总是妈妈喂奶，尤其是在夜里，虽然只有你才能在夜里给宝宝喂奶，但爸爸可以用其他方式"哺育"宝宝。爸爸宽阔的胸膛也能带给宝宝不一样的感觉。也许宝宝会因为安抚他的人不是妈妈是爸爸而表示抗议，但你要记住，在爸爸温暖的怀里哭闹与让宝宝自己一直哭不同。爸爸要保持冷静和耐心，迎接夜间哺育的挑战，如果宝宝抵制你提供的安抚，你为了宝宝和宝宝的妈妈，也不能恼火或生气。

四、上班族妈妈
怎么进行母乳喂养

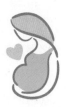

上班族妈妈同时应付工作和母乳喂养并非易事。通常情况下，当宝宝4个月或6个月时，妈妈的产假就结束了，该上班了。众所周知，母乳喂养的宝宝会比奶粉喂养的宝宝聪明且抵抗力高。因此，上班族妈妈们就要面临上班与哺乳两种艰难的抉择。上班族妈妈该如何坚持母乳喂养呢？通过下面的方法你既可以正常上班，也可以给宝宝母乳喂养。

10条建议教你平衡母乳喂养与工作

支持母乳喂养的人，可能会建议你为了宝宝的健康推迟上班时间；也有的人因为经济压力而不得不在产假结束后返回工作岗位。其实，你完全可以平衡母乳喂养和工作之间的关系。

将母乳喂养进行到底

为了给宝宝提供一个最好的开始，许多即将工作的母亲所做的第一个决定便是继续母乳喂养。首先，母乳所带给宝宝的益处是妈妈进行母乳喂养的强大动力；其次，母乳喂养关系尤为珍贵，这种情感上的亲近可以建立妈妈和宝宝之间的特殊情感，从而补偿了他们在时间上的分离。

当然，上班族妈妈同时应付工作和母乳喂养并非易事。因为从身体和生理上，她们都与众不同。但只要相信母乳喂养对你和宝宝都非常重要，下决心将母乳喂养进行到底，就一定能坚持下去。

必备用品之吸奶器

吸奶器是为了把乳汁保存起来，这样你不在的时候，宝宝还能吃到母乳。通常在返回工作岗位前3~4周开始使用吸奶器，这样可以有充分的时间熟悉这种方式。

挑选吸奶器的要点为：

1.具备适当的吸力。

2.使用时乳头没有疼痛感。

3.能够细微地调整吸力。

一般情况下，婴儿的吮吸压力是8~13千帕，但由于吸奶并不是单纯地拉张乳头，所以并不是只要选择吸力强的吸奶器就可以了。

选择标准

选择适合你的吸奶器，取决于你打算使用的频率，以及能够在吸奶上花多少时间。如果你在全职工作，需要忙里偷闲地从工作中挤出时间来吸乳，那么你需要使用全自动吸奶器，因为这样可以同时吸两侧乳房里的乳汁。不过，如果你只是偶尔需要吸出一些乳汁，以便在你外出的时候，可以让其他人帮助喂宝宝，那么你只需要买一个便宜的手动吸奶器就足够了。

熟练的吸奶器使用方法：

1.在吸奶之前，用熏蒸过的毛巾温暖乳房，并进行刺激乳晕的按摩，使乳腺充分扩张。

2.按照符合自身情况的吸力，进行吸奶。

3.吸奶的原则是8分钟左右（时间应控制在20分钟以内）。

充分利用午休时间

　　如果工作地点离家比较近，可以在上班前喂饱宝宝，午休时回家喂奶一次，下班后再喂，加上夜间的几次喂奶，基本上就能满足宝宝的需要；如果离家远，可以事先将母乳挤出来储存好，请家人代喂1~2次，晚上回到家再喂奶。

设法让照看宝宝的人支持母乳喂养

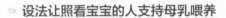

　　坚持母乳喂养，家人的支持很重要，也很必要。在中国，绝大部分家庭在妈妈上班后，会由老人或保姆来照看宝宝。妈妈在产假期间，就应该将母乳喂养的各种好处传达给老人或保姆，并耐心地教会他们如何解冻并加热挤好的母乳。所有的程序越简单越好，妈妈可以制定出一套准备奶瓶、标注日期以及存放奶瓶的方法。这样妈妈会得到较好的休息，休息好，奶水的分泌才会多起来。

充分利用下班后的时光

　　下班后，妈妈的主要工作就是喂哺和照料宝宝。除了照顾孩子，妈妈几乎没有精力再做点儿别的什么。为了让妈妈好好地休息，这就需要家人的支持与帮助。家务可以请丈夫或家人帮助料理，这样妈妈就能一心一意地照管小宝宝，保持母亲与宝宝之间的亲密联系。

每天提前半小时起床

调整一下你的生物钟，提前30分钟起床，用这段时间来喂奶（即使宝宝还未全醒）。等宝宝满足了，你可以打扮自己，准备一天要用的东西，然后再喂宝宝一次就出门。

充分利用周末的时光

如果你平常上班时有规律地挤奶，那么周末和假期则可以完全自己喂奶。周末宝宝频繁地吸吮，让你星期一上班时感觉胀奶，挤奶就会更加容易一些。

选择恰当的服装

选择上班服装的时候要考虑到哺乳这个因素。因为母乳喂养时期，往往妈妈奶水充足，容易出现溢乳现象。所以，挑选防溢乳垫，可有效保持衣服干爽，让妈妈免除尴尬!

想办法获得同事的支持

哺乳的妈妈能准时下班非常重要，但有时也会遇到需要加班的情况。这时，你可以求助同事。如果你的同事是女性，你可以向对方讲述一下宝宝对母乳的依赖和你喂奶的辛苦，这样对方也会因为同情而愿意将未完成的事情独立完成。

👣 成功挤奶的两个选择

　　无论是手动挤奶还是用吸奶器挤奶，都得掌握正确的方法，否则，不能有效地挤出奶来不说，还会让你的乳房遭罪。

⌒ 手动挤奶的方法

　　挤之前一定先洗干净你的手并准备好消过毒的容器（最好使用适宜冷冻的、密封良好的塑料制品，不要使用金属制品）。接着挤压储存乳汁的输乳管窦（一般在乳晕附近），把拇指放在乳晕上方，其他四指放在下面托住乳房，握成一个C形。五指有节奏地挤压，同时向胸部推动乳房。

　　注意要绕着乳房周围挤，每侧3~5分钟，交替轮回。这样可以使所有的乳腺都得到清空。

　　注意事项：首先，挤奶时不要弄疼乳头和乳晕（挤压乳晕时，以无疼痛感为宜）。在使用吸奶器挤奶前，先进行乳房按摩有助于挤奶。不要用力过度，步骤是放松—挤压—放松，形成一个稳定的节奏。

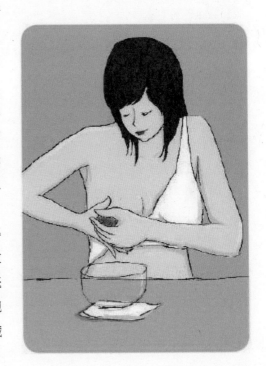

　　其次，挤压的时候不要只挤压乳晕的一个部位，一定要注意将手指勤换位置，以避免受伤。手指挤压乳晕的位置有多种，可以上下挤压也可以左右挤压，还可以斜着挤压。

　　最后，挤压要多练习才能挤得多。在挤奶前用柔软洁净的棉布热敷乳房，可在15分钟内挤出好几十毫升。妈妈最好在产假结束前开始有规律地练习挤奶，将挤好的奶存于冷藏室，让照顾孩子的人来喂他。

下面示范一下手动挤奶器的使用方法，不知道怎么用的爸爸妈妈跟着我来一起学习。

1.先把盖子上方的压力盖扣在吸奶器上。

2.再把吸奶器的阻力口套装在吸奶器的下方。

3.然后把吸奶器喇叭口一端的带孔橡胶软垫扣上。

4.将吸奶器的手把套扣在压力盖的凸起部位。

5.盖上盖子，固定盖口。

6.再把吸奶器旋入奶瓶。

7.用手轻压把手，测试是否安装妥善。

8.手适当活动一会儿，准备开始挤奶。

9.把装有软垫的喇叭口放在妈妈乳房正中间，按压把手开始挤奶。

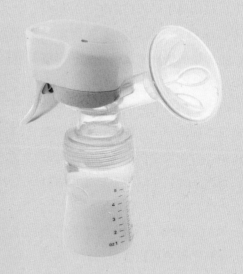

10.轻轻按压把手，我们可以看到乳汁泉涌而出。记住不要下压妈妈的乳房，不然会挤不出奶哦。

○ **电动吸奶器的用法**

使用吸奶器须遵照制造商的说明书。通常每次用完后都要仔细清洗，每天要消毒。买前最好请教有经验的妈妈看哪一种较理想。

○ **吸奶的步骤**

1. 先使用消毒锅把吸奶器可以加热的部分，加热消毒清洁。

2. 将吸奶器主体部分正确套扣好。

3. 接通电源。

4. 将吸奶器的喇叭口放在妈妈乳房的正中间，一手以C字姿势握住妈妈的乳房，以确保吸奶器在乳房的正中间。

5. 打开总电源。

6. 选择出奶或是按摩的按钮，启动吸奶器。

7. 吸奶一段时间后再将马力加到第三段，不要一开始就用最大力，这样容易吸破妈妈的乳头，耽误母乳喂养。

持续泵奶，直到奶水不再流出（如果你泌乳量不高，每侧乳房吸10~15分钟）。把奶水倒入选好的存储容器里，盖紧盖子，注明日期，根据使用时间，加以冷藏或冷冻。

○ **挤奶的频率**

妈妈应该根据宝宝的吃奶频率来挤奶，如果宝宝2小时喂奶一次，那么你必须每2小时左右挤奶一次。通常两次挤奶的间隔不要超过3~4小时。一些妈妈的乳房存奶容量较大，那么你挤奶的次数就要更多，才能避免涨奶的痛苦或者溢奶的现象。

五、公共场所的 母乳喂养

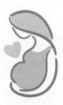

　　随着宝宝的长大，外出的机会增多。更会切切实实地体会到母乳喂养的好处。人工喂养，必须带奶瓶等配制牛奶的工具，而母乳喂养就不需要这些。宝宝想吃奶时，只要抱起宝宝让他吮吸就可以了，十分简单。

　　母亲给宝宝喂奶本来是非常美的。相比于那些铺天盖地的袒胸露乳的广告和电视剧，因为母爱而在别人面前露出乳房就更不是什么羞耻的事了。不过，为了表示对他人的尊重，为了不让男性或是还没有育儿经验的年轻人感到难为情，并且也为了女性固有的矜持，哺乳妈妈在外出、旅游时还是要掌握一定的窍门，以避免乳房过多地裸露在众人的视野中。

减少他人注意你哺乳的办法

　　避免他人对你或对吃奶的宝宝过多注意的最好办法就是时刻留意宝宝是否有肚子饿的信号，在宝宝号哭之前就喂饱他。这样，宝宝能更容易地衔乳，你也不必在众目睽睽之下努力地安抚哭闹的宝宝。不要将喂奶作为分散宝宝注意力的最后一招。

控制好宝宝爱动的小手

　　宝宝吃奶时，他的头部能很好地遮盖乳房。不过每个宝宝吃奶的习惯不同。并不是每个宝宝在吃奶时都能安安静静、乖乖地直至吃饱奶为止。有的宝宝喜欢时不时停下、抬头朝你笑笑；有的宝宝喜欢将你的衣服推高到你的锁骨位置，你就需要抓住那只小手。你不希望喂奶像打仗一样，但你确实希望小手停止乱摸，所以，要抓住小家伙的手。如果抓手行不通，就给他一个玩具或其他东西，这样一来，小家伙在吃奶时他的小手会忙于其他的事。等宝宝大一些了，你就可以教他吃奶的好习惯。宝宝在家里吃奶时，在你腿上爬来爬去并不要紧，但你不希望他在家庭聚会上也这样吃奶。

遮挡衣物化解当众哺乳尴尬

外出时，你最好带一块大的披肩，这样，当你四周都有人无法背对大家喂奶时，你就可以将披肩展开遮住乳房，等宝宝衔乳成功了，再把披肩收起。如果是在别人家做客，你可以请主人将你带到一个无人的房间，等宝宝衔乳成功了再回来。

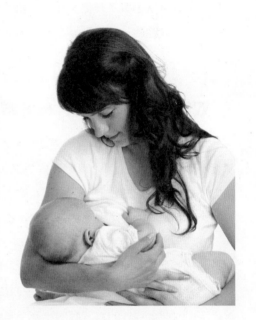

简单易脱的衣物是在外哺乳的关键。穿那些便于隐蔽喂奶的衣服，最好是两截的，上衣要宽松：你可以将上衣从底部掀起，让宝宝衔到乳头，衣襟可以搭在宝宝头上，遮住裸露的肌肤。如果你穿的衬衫有扣子，从下面开始解开扣子，比从上面解开好。这样一来宝宝可以钻进衣服下面吃奶，而不是露出乳房喂奶。

巧妙转移他人对你胸部的注视

有些人不太习惯身边有小孩吃奶，他们不知道眼睛该往哪里看。你可以在宝宝吃奶时，和身边这样的人保持眼神的交流，帮助他解除尴尬，因为这样他的视线可以停留在你的脸上，不用看你的胸部，感觉就会好些。简单地夸几句自己的宝宝也可以帮助身边不熟悉婴儿的人感到自在些。

六、双胞胎宝宝的
4个喂养法宝

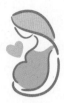

　　怀上双胞胎或多胞胎无疑是一件开心的事，但身为双胞胎的父母，喜悦多了一倍，辛苦自然也多了一倍。怀双胞胎的准妈妈由于子宫过度膨大，常常不能足月分娩，所以双胞胎一般都是早产儿，往往先天不足，更应特别注意喂养。

双胞胎喂养法宝1：母乳喂养

　　母乳仍是双胞胎或多胞胎首选的营养品，因为只有母乳才能适应早产儿消化功能不全的状况。大部分双胞胎妈妈的经验证明，纯母乳喂养双胞胎（乃至多胞胎）都是完全可能的。另外，由于双胞胎儿体内贮糖量不足，产后更应尽早开奶，勤喂奶，否则可能发生低血糖，重者可影响宝宝大脑发育，甚至危及生命。

　　在喂养方法上应采取一个乳房喂养一个宝宝。

　　每次喂奶时，可让两个宝宝互相交换吸吮一侧乳房，因为宝宝的吸吮能力和胃口有差异，每次交换吸吮，有助于两侧乳房均匀分泌更多的乳汁。如果母乳不够，可采取混合喂养的方式同时给两个宝宝喂母乳和早产配方奶粉，也可先只给偏瘦的婴儿喂母乳，而稍胖的婴儿采取人工喂养，待小的婴儿体重赶上来后，再同时给予混合喂养。

　　一般建议在两个宝宝都得到母乳的前提下，每人再加配方奶粉喂养。对缺乏吸吮能力的宝宝可用滴管滴入。奶量和浓度可随宝宝的情况和月龄的增加而逐渐增加。

　　妈妈这样做：双胞胎儿出生后半小时即可喂5％糖水25~50克。这是因为双胞胎儿体内不像单胎足月宝宝有那么多的糖原储备，若饥饿时间过长，可能会发生低血糖。试喂糖水无呕吐后，即可喂奶。

　　如果是足月分娩的双胞胎，条件允许也可以提前尝试吸吮母乳。

早产双胞胎儿吸吮能力差，吞咽功能不全，易发生呛奶，尽量坐起抱着喂奶比较安全。

月子期间，是双胞胎妈妈最辛苦的时期，也是母乳喂养能否成功的关键时期。这时妈妈最好请个帮手，同时，最好放弃婴儿床，选择与宝宝们同床，妈妈睡中间、宝宝们睡两边，这样无论哪一个要吃奶，妈妈只要转身即可供应。这样可在最不费力的情况下应付双倍的密集吸吮。撑过了宝宝不会爬的时期后，妈妈就轻松多了，因为他们可以不靠帮助自己爬到你身上。夜里喂奶

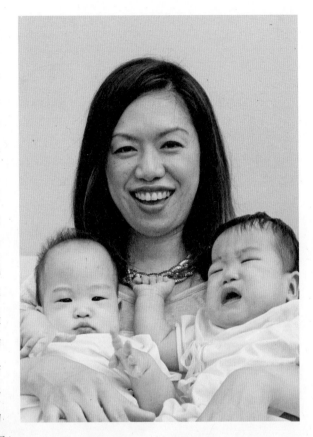

时，妈妈就可以平躺、一手抱一个，三人一起躺着喂奶，一起入睡。

有时双胞胎中一个相对体弱，要确定较弱的婴儿得到足够的奶水。可准备一种"双胞胎哺乳环垫"，它可以让你把两个宝宝放在上面同时喂奶。和家人讨论好如何分担家务，使新妈妈可以全身心的喂养宝宝。

🐾 双胞胎喂养法宝2：少量多餐喂养法

双胞胎发育不成熟，胃容量小，消化能力差，且极易溢奶，因此宜采用少量多餐的喂养方法，以免引起消化不良，导致腹泻。

喂奶时间：一般体重不足1500克的新生儿，每2小时要喂奶1次，每24小时要喂奶12次；体重1500~2000克的新生儿，夜间可减少2次，每24小时喂奶10次；体重2000克以上的新生儿，每24小时要喂奶8次，平均每3小时喂奶1次。

采取这种喂法是因为双胞胎儿身体瘦小，热量散失较多，热能需要按体重计算比单胎足月儿多。

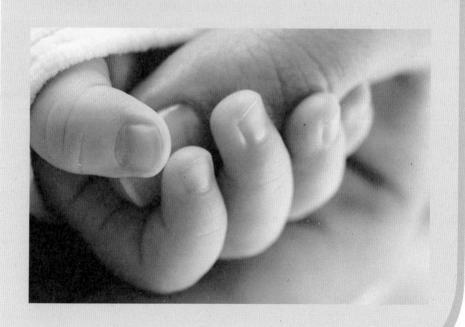

双胞胎喂养法宝3：及早添加营养素

由于孕妇在孕期要孕育两个胎儿，母亲营养素的摄入往往不足，导致双胞胎儿体内的各种营养素贮备较少，要尽早给双胞胎儿添加营养素。双胞胎儿因多为早产儿，体内贮存铁不足的时间提前，出生后1个月血清铁含量急剧下降，3个月时仅为初生时数值的1/3，出生后1~2个月往往会发生贫血，大多是缺铁性贫血。此时，可让宝宝口服二价铁盐制剂，如葡萄糖酸亚铁、富马酸亚铁等，以两餐之间口服为宜（可减少对胃黏膜的刺激，又利于吸收）。同时口服维生素C，有利于铁剂吸收。牛奶可影响铁的吸收，不宜与铁剂同时口服。

当添加辅食后，可增加富含铁的食物，如猪肝泥、鸡蛋黄泥、菠菜等。由于双胞胎儿体内钙、磷及维生素D的贮存较少，吸收脂肪及脂溶性维生素的功能也较差，为预防双胞胎儿患佝偻病，一般从出生后第2周起，补充维生素D，生后1个月可让双胞胎儿每天晒太阳几分钟到十几分钟，以增加其自身维生素D的合成。只要每日摄入足量的配方乳，不建议常规补钙。

双胞胎喂养法宝4：注意卫生

双胞胎新生宝宝全身器官发育不够成熟，血浆丙种球蛋白低，抗感染能力较弱，因此，在喂养时要特别注意卫生，乳头、奶瓶要保持清洁。

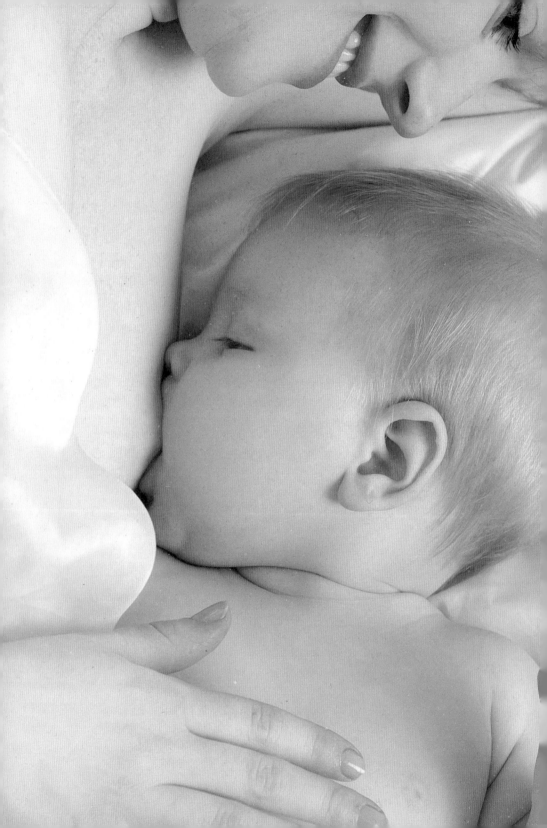

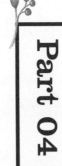

Part 04 从容应对
母乳喂养问题的
实用教程

　　坚持母乳喂养，有时候是一件异常艰难的事情。这些因素有的来自妈妈本身，如母乳分泌不足，得了乳腺炎、乳头疼痛、哺乳疼痛、乳房肿胀、乳腺炎、输乳管堵塞、乳腺脓肿等；有的则来自宝宝，如宝宝吸吮乳头的力量微弱、宝宝舌系带过短、宝宝出现乳头混淆等；有的则来自外界，如家里的老人将孩子出现的种种情况归结于母乳喂养，从而让哺乳的妈妈产生焦虑、对哺乳失去信心，导致妈妈的泌乳量越来越少，最后不得不改用奶粉喂养。

　　不管怎样，母乳喂养显然是一件能够圆满完成的事情，否则人类就不会延续到今天。无论母乳喂养过程中出现任何困难，只要你坚信母乳喂养能给宝宝带来无穷的幸福，坚信你的乳房贮存着丰盛的乳汁，你就能从容面对母乳喂养中出现的各种问题。

一、宝宝可能会出现的 哺乳问题

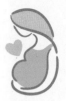

哺乳中，宝宝常常会出现乳头混淆、突然罢奶或者喝完奶后依然啼哭不止等问题，遇到这种情况，妈妈不要惊慌失措，要冷静下来帮助宝宝克服困难，将母乳喂养进行到底。

宝宝辨不清妈妈的乳头

在医院、托儿所用奶瓶喂过的宝宝，或者是混合喂养的宝宝经常会出现此类情况。宝宝出生后，如果用橡胶奶嘴吃奶，宝宝不需要用力吸吮，甚至都不用张大嘴巴就能轻易含住奶嘴。相比之下，吮吸母乳要费劲得多，并且刚开始时乳头还缺乏弹性，即使用力吸裹也只能吸到很少的乳汁。因此，一旦习惯了用奶瓶的奶嘴吸奶，宝宝就会讨厌母亲的乳头。

要改变这种状况，你需要让宝宝更容易从乳房中吸到奶水。在宝宝衔乳之前先用吸奶器或手压方式让奶水流出，这样宝宝就能在前几口吸到奶水了。

或者，你可以在胸喂时尝试注射器喂奶的方法：每次宝宝吸吮，都用注射器喷一些事先挤出的母乳给宝宝，这会鼓励他更多地吸吮。为长久之计，你可以采用本书列出的刺激泌乳反射的方法，让自己更快泌乳。同时，让母乳喂养成为你和宝宝的社交互动，伴随以眼神交流、肌肤相亲，以及许多美好的感情体验。

这样，哄宝宝到怀中的时候，你会发现你根本不用和奶瓶争宠了——比起任何人工的喂奶工具，宝宝会更爱妈妈的乳房。

宝宝吐奶

大多数婴儿在出生后前几个月基本上每天都要吐几次奶。

不必担心的吐奶

婴儿吐奶，但只要他表情并不痛苦，吮吸有力，体重持续增加，就不必担心。随着婴儿渐渐长大，吐奶也会减少。

婴儿吐奶的原因主要有以下三点：

①胃呈水平位，胃上口的贲门部肌肉较松弛。

②吸奶时，吸入空气。

③吃得过多。

随着月龄的增长，婴儿的贲门括约肌会变紧，吸吮乳汁能力也会增强，吐奶就会自然消失。也有的婴儿在出生后的前两天频繁吐奶，这称作初期呕吐，不用担心。

为了防止宝宝吐奶，在喂奶时，要注意不要让宝宝吃得太急。如果奶胀、喷射出来，会让孩子感到不舒服。喂奶后要注意拍嗝。

需要注意的吐奶

新生儿的呕吐可以是生理性的，如正常新生儿一天可有1~2次呕吐；也可能是因为消化功能紊乱或消化道梗阻造成病理性吐奶。喂奶过快、喂奶量过多或不足，频繁更换奶粉，过早添加辅食，喂奶前较长时间的哭闹，喂奶同时吞入大量的空气，吃奶后竖起拍背或喂奶后体位变动过大如换尿布等均可引起呕吐。但呕吐频繁，或同时伴有腹胀、腹泻、发热等症状，要考虑存在病理情况。较常见的有食管反流、胃感染、胃幽门痉挛等。

宝宝体重增长缓慢

宝宝呱呱坠地后就不停地啼哭想要吃奶。啼哭是一种全身运动，宝宝会流泪、流汗，另外宝宝还要排尿、排出胎便。这些都会消耗宝宝大量的能量。但是，正常的母乳分泌要在产后3天左右，所以在前几天宝宝还无法吃到足够的乳汁补充消耗的能量，在前几天宝宝的体重是在下降的，这种体重的减少称作生理性体重减轻。这也许会让那些一直以为宝宝的体重应是直线上升的母亲感到意外，但是这对于母乳喂养的宝宝来说是非常自然的现象，人工喂养的宝宝就不会出现这种现象。

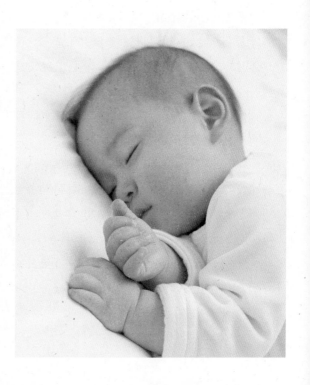

生理性体重减轻一般会持续到出生后的第三至第四天，减轻的体重是出生时体重的1/10。也就是说，如果出生时为3千克的宝宝体重减到2.7千克时不用担心。在这段时间，不要给宝宝喂哺糖水和牛奶，只要不断地让他吮吸乳头，乳汁就会在第四至第五天分泌出来。

母乳喂养走上正轨，宝宝的体重就会增加。通常从出生后第4天起体重就会开始增加，早的则会从第3天开始增加。

如果宝宝在2周之内没有恢复到出生时的体重，或者宝宝在前4个月内每月体重增长不足600克。那么宝宝就是体重增长缓慢。

在排除了疾病因素的前提下，我们要仔细观察一下宝宝的吃奶模式以及其他生活习性，从中判断到底是什么原因导致体重增长缓慢。

观察乳房在喂奶前后的变化

母亲奶量充足时，乳房胀满，婴儿吃奶有力，每次哺乳均能听到几次到几十次的咽奶声；哺乳后，婴儿能安静入睡或玩耍；婴儿每天大便2~3次，呈金黄色，稠粥样；婴儿体重逐渐增加，发育情况良好。反之，如果母亲乳房不能胀满，乳汁稀薄，每次哺乳已超过30分钟而婴儿仍频繁吸吮；无其他原因婴儿不能安睡，经常啼哭；婴儿体重不增加或增加不明显，大便量少等，都表明了母乳不足。

这时，就需要让宝宝多吸吮，促进妈妈脑垂体分泌更多的泌乳素，进而使乳房产生更多乳汁。宝宝频繁有效的吸吮，是下奶的最好方法。所以，妈妈奶越少，越是要让孩子勤吸。

喂养次数不够频繁

情况分析：有些妈妈被告知每三四小时喂一次奶就够了；还有一些妈妈误以为宝宝应该按时喂奶，人为地制定宝宝的吃奶时间；有极少数宝宝则天生比较安静嗜睡，不是很积极地吃奶。新生儿应该每24小时喂奶8~12次。有些宝宝不用吃这么频繁，有些宝宝却需要更频繁的哺乳才能够成长。

对策：如果宝宝每天吃奶次数在10次以下而又体重增长缓慢，妈妈应该采取措施，增加喂奶次数，以增加宝宝对养分的摄取，同时也增加乳汁分泌量。

热量摄取不足

情况分析：有些妈妈的乳汁虽然十分充足，但是由于宝宝吸吮的时间不够长，没有吸吮到高脂肪、高热量的"后奶"，即使小便数量正常，发育也良好，仍然会体重增长缓慢。有些时候是因为妈妈人为地限制宝宝对于每一边乳房的吸吮时间；有些时候则是因为宝宝吃着吃着奶就睡着了。

对策：延长喂奶时间。不要预先定下每侧乳房喂几分钟的死规矩，这会限制宝宝吃奶的时间。让宝宝吃完一侧再换另一侧。这样，宝宝有机会饱食泌乳反射带来的高脂肪后奶。如果太快换到另一侧，宝宝吃到的将会是两侧乳房的前奶，虽然能吃饱，但生长所需的热量会不够。有些宝宝只需要一边乳房的奶就吃饱了，有些则需要两边乳房的奶才能够满足成长的需要。

哺乳姿势不正确，宝宝吸吮效率不高

情况分析：每次喂奶时，宝宝的吸吮刺激妈妈的乳汁"下来"。妈妈乳汁"下来"之后，宝宝的每一次吸吮都应该伴随着吞咽。最初的饥饿感被满足后，宝宝的吸吮会缓慢下来。如果妈妈听不到宝宝的吞咽声，可能宝宝没有正确地衔住奶头，也可能没有进行有效吸吮。

对策：这时最好重新让宝宝衔乳。

其他添加物干扰了宝宝对母乳的吸收

情况分析：母乳喂养的宝宝不需要喝水或果汁。母乳中含有宝宝成长中所需要的一切液体和营养。错误地添加水或者果汁，只会稀释母乳的热量，导致体重增长缓慢。添加奶粉，也会减少宝宝对母乳的吸吮，引起母乳分泌量下降。又因为奶粉不容易消化，导致宝宝减少奶量以及哺乳的频繁度。过早添加低热量辅食也会降低宝宝摄取的营养质量。

对策：不要过早给宝宝喂辅食。

观察宝宝的大小便情况

宝宝在不同年龄，尿量并不相同。刚出生的宝宝，由于进食量少，尿量可以很少，约80毫升以内；3~4天尿量为30~300毫升；10天到2个月尿量在400~500毫升；1~3岁尿量500~600毫升。由于受到个体差异、每日饮水量、气温高低等因素影响，尿量可以有较大的差异。

婴幼儿正常的尿液大多数为淡黄色液体。宝宝刚出生到满月前，因为还没有适应外界环境，饮食也不规律，再加上肠道里仍然有在妈妈体内时积蓄的物质，所以小便容易异常。常见的情况有：小便啤酒色或尿色发红，甚至会有血尿，这多半是由于宝宝体内的盐结晶把尿布染红的，不算病态。爸爸妈妈不必惊慌，也不用做什么特殊护理，一般3天左右宝宝就会自动痊愈。如果宝宝持续血尿超过3天，最好及时带宝宝就医。

排便次数和颜色

出生后的最初几天，孩子可能出现首次排便，通常与胎粪的排空有关。孩子出生前这种稠厚的、墨绿色或黑色物质充满肠道，在正常消化功能开始前必须排出。胎粪排出后，粪便将变为黄绿色。

母乳喂养的孩子的大便很快会变成浅芥末色，像种子颗粒样的形状。在进食固体食物之前，大便的质地一直较软，甚至呈鼻涕样。配方奶喂养的孩子，大便呈黄褐色，比母乳喂养的孩子的大便坚固。

不管母乳喂养还是配方奶喂养，如果孩子的大便非常硬或者干燥，原因可能是没有得到充足的水分，或是由于疾病、发热和天气热而造成水分不足的结果。

要牢记：大便的颜色和质地偶尔发生变化是正常现象。例如，因进食了大量的谷类或不易消化的食物而引起消化不良，大便可能变成绿色；在补充铁质时，孩子的大便会变成黑棕色；肛门受到微小的刺激时，大便的外面可以见到血迹。然而，如果大便中有很多的血液、黏膜或水分，应将情况告诉医生，由医生决定需要采取什么措施。

孩子3~6周大时，有些母乳喂养的孩子可能一周仅有1次大便，这仍然是正常的。这与母乳含有的需要肠道消化和排泄的固体废物极少有关，因此，排便次数少并不是便秘的体征。只要大便仍然发软就没有问题，说明你的孩子是正常的，体重稳定增加，需要有规律的看护。配方奶喂养的孩子一天至少1次大便，如果排便次数减少，并且似乎因大便坚硬而费力，可能是便秘，这就要咨询医生。

像袋鼠那样喂乳

袋鼠妈妈把小袋鼠放进袋里，这样小袋鼠随时都能喝上母乳。当你的宝宝体重增长缓慢时，你需要花更多的时间和精力在宝宝身上才行，比如学学袋鼠，用背巾将宝宝掉在胸前，这样做有很多好处：

①用背巾兜着宝宝，可以鼓励宝宝更多次、更长时间地衔乳。

②用背巾兜着宝宝，能增强宝宝的安全感，抚平宝宝的情绪，这样能让哺乳更顺利地进行。

③用背巾兜着宝宝，宝宝与妈妈接触的时间更多了，和妈妈更多的肌肤接触能刺激宝宝体内的生长激素，促进宝宝的成长。实践证明，这个方法对于宝宝的体重增加，有着神奇的效果。

分析是否是其他因素

宝宝体重增长缓慢，也不能全部归结于母乳。很多时候，是由别的原因引起的，你要经过仔细分析，才能找到相应的对策。

其他的因素通常有：

①宝宝是否受过惊吓、情绪是否暴躁不安等，宝宝的情绪会影响宝宝的吸吮能力和消化能力；另外，早产儿的吸吮能力弱，有时需要补充相应的维生素。

②宝宝的健康状况怎样，是否因为生病而导致体重下降。

③分娩过程是否顺利、是否剖腹产等，有时伤口会影响最初的哺乳。

④母亲的健康状况和心理状态，是否患有产后忧郁症而导致泌乳量减少，是否因为饮食不当而导致哺乳出现问题等。

🐾 胃食管反流 (GER)

胃食管反流是指胃及/或十二指肠内容反流入食管。该病症在小儿中十分常见，表现轻重程度不一，而且相当一部分胃食管反流属生理现象，不同年龄小儿的胃食管反流表现又不尽相同，因此客观准确地判定反流及其性质十分重要。小儿胃食管反流的诊断应根据以下原则：①临床有明显的反流症状，如呕吐、泛酸、胃灼热或与反流相关的反复呼吸道感染等。②有明确的胃食管反流客观证据。

小儿尤其是新生儿、婴儿的胃食管反流治疗中，体位与饮食喂养十分重要。

1. 大多数宝宝都会出现溢奶现象，原因在于宝宝的食管下括约肌发育不完善，不能很好地控制，容易使食物从胃反流而上，形成胃食管反流。宝宝5~6个月依然呕吐、反胃，多是喂奶方式不当、换尿布时宝宝肚子受到挤压造成的。妈妈只要调整自己的方式就会避免宝宝出现胃食管反流，如果宝宝吐奶症状严重需及时就医。

2. 喂宝宝吃饭要少量多餐，每次少吃些，但可以增加每天进食的次数。宝宝每次进食后，妈妈要抱其半小时左右再放下，抱宝宝时要注意采用直立或半直立的抱姿最佳。

3. 宝宝呕吐比较严重时，会直接从鼻腔喷出，妈妈需及时清除鼻腔的杂物，保持宝宝呼吸畅通，同时把宝宝的身体向前倾，利于呕吐物顺利流出，避免吸入性肺炎的形成。

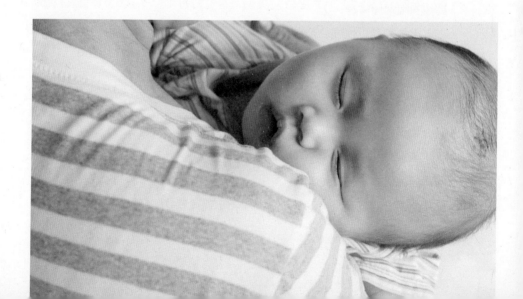

让宝宝适应吮吸两侧乳房

常常是这样，一侧乳房会比另一侧更能有效地分泌及存储乳汁。而宝宝很快就会了解到哪侧乳房更容易操作， 就会倾向于先吮吸那一侧。有时，宝宝偏爱一侧乳房是没有明显的理由。想要让乳房看起来不一大一小的话，你可以每次喂奶先从宝宝不太喜欢的那侧——通常也是较小的那侧乳房开始。同时，要更频繁地喂那侧乳房。也许你需要试着先泵出几滴乳汁，来诱使"一边倒"的宝宝去吃他不太喜欢的那侧乳房。如果宝宝抗拒，转向他喜欢的那侧，只要他能从一侧乳房获得足够的乳汁，满足他茁壮成长的需求，你也不必担心，一切顺其自然。最终，在你停止哺乳之后，你的乳房会恢复到一样大小。

宝宝舌系带过紧

如果宝宝的舌尖与口腔底部相连过紧，他伸舌头时，舌尖就会不容易超出下牙龈，不能伸至乳头及乳晕下方卷成凹槽，导致无法进行有效吮吸。

可以看一看他大哭的时候，是否因为舌系带勒住舌头而使得舌头呈心形；也可以在他吃奶的时候看一看他的舌头是否伸出到牙床外，裹住乳晕。

如果宝宝舌系带过紧，你可以请求医生给宝宝做舌系带矫正手术——用手术剪开舌系带（舌头与口腔底部相连的瓣膜组织）。舌系带矫正手术非常简单，无痛，只需30秒就可以完成。手术之后，宝宝就能有效衔乳，不会让妈妈乳房感到不舒服了。

宝宝腹绞痛

儿童腹痛是相当常见的，有时是胀痛，有时是绞痛，但是疼痛与病情的轻重程度并不一致。别看有些疼痛相当剧烈，小儿哭闹不止，但一段时间以后，小儿又完好如初了。这是因为小儿得了肠痉挛，痉挛一旦解除，疼痛即刻缓解，所以孩子又开始蹦蹦跳跳了。

但有些疼痛就不那么简单了。要辨别小儿腹痛，日常生活中家长可以从以下几个方面细致观察：

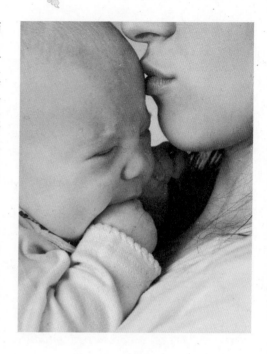

对于3岁以下尤其是小婴儿而言，其语言功能尚未发育完善，所以不能完全用语言表达自己的感受，仅可用哭吵来表达自己的不舒服，这时候家长一定要引起注意了，注意观察孩子的症状，好向医生介绍便于诊断。这一阶段多见肠套叠、小婴儿肠绞痛、嵌顿性疝以及肠道感染。

肠套叠： 对于婴幼儿尤其2岁以下的婴儿的阵发性哭吵，不容易安慰，哭吵持续10~15分钟，间隔15分钟至一两小时，可伴呕吐以及排暗红色或者果酱色大便，一定要当心，可能是肠套叠。

婴儿肠绞痛：多见于生后早期，多在4个月后缓解，原因不清楚。

嵌顿疝：在婴幼儿中也能见到，一般这样的小儿有疝气的病史，一定要告诉医生，家长还应注意疝气时皮肤的颜色改变。

婴儿肠胀气：表现为婴儿突然大声啼哭，腹部膨胀，两拳紧捏，两腿间及腹部蜷曲。多见于1岁内的小婴儿，因过食奶类、糖类或腹内吞入了大量气体产生腹胀而导致腹痛。

特别提醒：这一阶段的孩子在护理上，尽量少让婴儿空吸奶嘴，不要在配方奶粉中加糖，对莫名的婴儿哭吵应当去医院。此外，小儿夜啼，一到夜晚就不睡觉而哭吵，反复发作，可能与维生素D缺乏、内脏神经发育未成熟有关。

此外，腹部紧张、肠鸣、腹痛、排气和腹泻等症状也可能是乳糖不耐症。该症因无法把乳糖分解成葡萄糖及半乳糖，以致肠内堆积大量短链脂肪酸及氢气，因而出现腹泻、腹胀或腹绞痛等症状，对婴幼儿影响较大，并会同时伴有尿布疹、呕吐、生长发育迟缓等。

吮吸乳头的力量微弱

正常情况下，哺乳时宝宝会牢牢地含住乳头，吃起奶来"咕咚咕咚"很有节奏、很有力度。但是有的宝宝吮吸乳头不是很牢，为什么会没劲呢？这就需要观察一下宝宝的状况，然后采取相应的措施。

出生3~4天的宝宝：刚刚经历生产的宝宝会感到疲劳，母亲乳汁的分泌也还很少，宝宝还没有习惯吸奶。刚吸一会儿就累得睡着了。在这个阶段，如果宝宝睡着了，就让他睡，不要勉强他。过一会儿宝宝再次啼哭时，就抱起他继续喂奶。就这样耐心地反复坚持让宝宝吮吸乳头，宝宝的吮吸力就会逐渐增强。

出院以后的宝宝：在出院以后的一段时期，宝宝会经常含着乳头睡着。此时只要用手轻轻地拍打宝宝的脸颊叫醒他继续喂奶就可以了，只是要注意拍打时要小心，不要引起宝宝的烦躁。在喂奶时，每隔十几分钟就换一次乳房，喂30分钟后就可以让宝宝睡一会儿。迷迷糊糊中宝宝吃不到奶还会哭出声找奶吃，每次都可以用同样的方法给宝宝喂奶。如果宝宝能连续睡很长时间，就要每隔3~4小时哺乳一次。但是除了含着乳头睡着之外，如果宝宝平时也精神不振、哭声很小的话，就可能是生病了，要到儿科就诊。

出生数月的宝宝：宝宝出生3个月以后，吮吸的能力大大增强，在最初的5分钟就可以吃五六成饱。如果宝宝在开始时大口大口地吸奶，之后就含着乳头入睡的话，就表明他吃饱了，含着乳头不放只是在和母亲撒娇而已。含着乳头不放，也可能是由于乳汁分泌状况不好，宝宝吸奶非常费力，导致疲倦地睡去。如果哺乳时间很长，但是不一会儿又哭着想要奶吃，这时就要称一下他的体重，看看是不是母乳不足。另外，也要注意观察宝宝哭起来是不是很有劲儿，情绪如何，与正常宝宝相比有什么不同等。

舌系带短小症造成的吸奶无力：宝宝吃奶时发出"呼哧呼哧"的声音，如果持续这种状态的话，就有可能是得了舌系带短小症。

宝宝经常啼哭

宝宝会由于各种原因啼哭，许多初为人母的年轻妈妈往往会惊慌失措，怀疑是不是母乳不够或者母乳质量不好，有的人甚至因此萌生出断奶的想法。其实，宝宝是用啼哭来表达自己意愿的，所以孩子啼哭的时候，应该沉住气，仔细观察，认真判断他为什么会哭。

通常情况下的哭闹

刚刚降生的宝宝，内心充满了不安，自然就会大哭，这时如果抱起他，就会停止哭闹；如果让他睡觉，还会继续大哭。在这段时期内，我们应该感谢宝宝的啼哭，如果不是宝宝啼哭，母亲就不会把乳头给他，宝宝经常吮吸乳头，母亲的乳汁分泌状况就会好转。但是，宝宝啼哭不一定就是想吃奶，还要看看他是不是尿布湿了、出汗了，是不是冷了、热了等。出生2周以后，在母乳分泌仍然不很充足的情况下，宝宝会经常啼哭。每当宝宝啼哭，要耐心地坚持让他吮吸乳头，越是坚持，乳汁分泌就会越好。不要心急地贸然断定孩子这么个哭法就是奶水不足而给孩子补喂牛奶。

在母乳充足的情况下，尿布也没湿，也没有什么其他异常的问题，宝宝就是哭个不停，这是怎么回事呢？尤其是对于初产的母亲，会由于信心不足而导致情绪不安。如果总是担心母乳不够的话，母亲的这种担心和不安，就会传递给宝宝，所以即使奶水充足，孩子也会经常啼哭。这种情况在3个月以后，会有所好转。这时宝宝能够对大人们的问话做出反应了，母亲渐渐有了自信，不安也消失了；这时宝宝也平静了，不那么哭闹了。

以不同寻常的方式哭闹

平常不怎么哭闹，却频频啼哭，或者是啼哭的表现与往常不同，这时候要格外加以注意，从以下几点入手，看看是不是孩子生病了。

①测量体温：不要简单地用手摸摸额头，要用体温计正确测量宝宝下颌、腋下的体温，看看是不是发热。

②全身观察：内衣是不是脏了、有没有小虫子、有没有湿疹、有没有外伤、尿布是不是偏了等，对宝宝全身进行检查，看有没有异常。

③会不会是急性中耳炎：如果宝宝像被火烫着一样剧烈哭闹，睡不着觉，就要看看是不是得了急性中耳炎等。

④会不会是肠套叠：突然像被火烫着一样剧烈啼哭，一会儿又没事似地安静下来，这样间歇性地反复循环，间歇的时间越来越短，哭的时候拧着身子，好像肚子很疼的样子，并且排便时混有鲜血，这些都是肠套叠的症状。这是由于宝宝的肠子中的一段套入了后面的肠子中所引起的，处于离乳期的宝宝经常会遇到这一问题，如果治疗太晚会有生命危险，所以发现以后要赶紧到小儿科医院就诊。

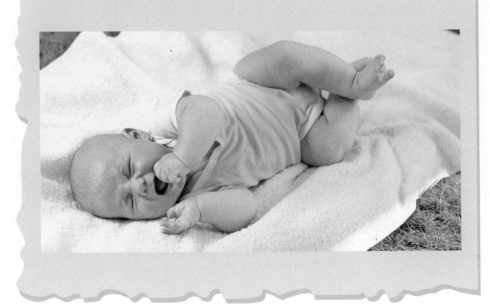

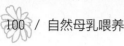

示范哄宝宝的方法

宝宝哭了怎么办？喂奶可能是所有妈妈的撒手锏。但是这里要说，除了喂奶，妈妈有更好的方法让宝宝平静下来，各位妈妈赶快一起来学习一下吧。

1. 宝宝哭泣通常有两种情况：一种是在没有安全感的情况下，闭紧双眼，大声哭泣；另一种是张开眼睛哭泣，这种哭泣有时会是一种互动式的沟通。

2. 当宝宝哭泣时，让宝宝贴近妈妈，并试着告诉他："我是妈妈，张开眼睛看着我，宝宝！"

3. 接着在他耳边轻声唱歌，让他把注意力移到你对他的情感上来。当他张开眼睛看着你时，再轻柔地和他说话。

4. 你看，宝宝的哭声渐渐小了，而且在跟你对视。这说明即使是初次见面，宝宝也能读懂爱他的人对他的付出。

5. 放心吧，妈妈是魔法老师，是来这里照顾宝贝的。

6. 宝宝不再哭泣，眯着眼睛看着妈妈，表示他接受妈妈的照顾。

7. 继续和他说话，话语示爱是沟通的第一步。爸爸妈妈在和宝宝沟通时可以亲热地称呼宝宝为：小宝贝、可爱的小天使。

耳朵常发生感染

如果母乳喂养的宝宝耳朵常常发生感染，一般是夜里吃奶引起的。当宝宝平躺着吃奶，奶水会通过连通耳朵和嘴巴的通道——咽鼓管进入中耳，中耳中的奶水会导致中耳感染。这种情况常发生在配方奶喂养的宝宝身上，所以医生总是鼓励妈妈们用奶瓶喂配方奶时，让宝宝保持竖着的姿势。

有三个原因解释了为什么母乳喂养的宝宝较少出现这个问题：因为母乳喂养的宝宝吞咽奶水的动作不同，奶水不太可能进入咽鼓管；即便进入了，由于母乳是天然物质，对中耳组织的刺激性较小；而且，母乳本身含有大量天然的抗感染细胞和抗体。

母乳喂养的宝宝如果耳朵发生感染，可以在夜里喂奶时，将他抬高30°角。

宝宝用牙齿咬母亲的乳头

6~7个月的宝宝会长出牙齿，并且智力得到了进一步发育。在吃奶时，他不再是只顾吃奶，他会对母亲的说话做出反应，窥视母亲的表情，有时还会叼着母亲的乳头玩耍。

如果宝宝咬乳头，首先要注意的是被咬之后的反应。如果在感到疼痛的时候，急忙用力抽拉乳头，乳头就会被宝宝的牙齿弄伤。将宝宝紧紧搂向胸口，这样他会张开嘴巴，并露出鼻子呼吸，自动松开乳头。如果宝宝正处于咬乳的阶段，可以在他的嘴角放一根手指，一旦意识到他要咬，就制止他。这样过一周，他就知道不能咬了。对于大一点儿的孩子，你可以使用"收回、放下"的方法。他一咬，就立即让他离开乳房，把他放下。这并不是惩罚，但你要坚决严肃，让他意识到咬妈妈和被放下是相关的。

即使生气也不要大声地喊叫或打他，态度要冷静、坚决。大喊大叫只会吓着宝宝，让他伤心，甚至会导致宝宝拒绝吃奶。如果宝宝拒绝吃奶，也不要着急，要安抚他，让他重新开始吃奶。

不要面带微笑地制止他，这只会让宝宝觉得这样做很好玩儿，会一而再、再而三地咬乳头。这样就会使乳头受伤，甚至会影响哺乳。保护好乳头也是为宝宝着想，所以要坚定地制止宝宝咬乳头。

咬乳通常还发生在喂奶快要结束时，那时宝宝不再积极地吸吮吞咽。所以只要留意他的行为，就可以防止宝宝在安抚吸吮时咬到你。某种特定的眼神、某个特定的嘴部动作，都会提示你咬乳即将发生。你可以在自己受伤前采取措施，结束哺乳。准备一些可以嚼或咬的东西给宝宝，例如放在嘴里啃的玩具或是磨牙棒。你只要对宝宝咬乳的态度坚决并前后一致，这个问题很快就会不再出现。

宝宝大便异常

母乳喂养的宝宝粪便具有一定的特征，但是每个宝宝粪便的颜色、质地以及排便次数又是各不相同的，即使是同一个宝宝，每天排出的粪便也可能不同。所以不要一发现粪便出现了什么变化，就担心宝宝生病了。判断宝宝是否健康，仅仅通过粪便是不行的，还要结合宝宝吃奶的情况、情绪等多个方面做出判断。

白色粪便

宝宝的粪便呈白色，首先要考虑可能是先天性胆管闭锁。这种病是由于先天性胆管阻塞，肝脏生成的胆汁没有出口，从而出现黄疸，排出白色粪便，需要尽早手术，因此尽早发现问题是非常关键的。出生不久的宝宝如果粪便发白，需要携带粪便到医院进行诊治。

此外，病毒感染引起的腹泻也会排出白色粪便。虽然没有先天性胆管闭锁那样令人担心，但也需送医院诊治。

血便

造成大便出血的原因很多。比如，肛门周围的血管破裂、牛奶过敏、肠道感染引起腹泻时都会使粪便中出现血丝。遇到这种情况，要携带粪便到小儿科进行诊治。

大便出血时，最需要注意的是肠套叠。肠套叠发病时大便中会混有鲜血，病情恶化时，无法排出粪便，只有鲜血，并且没有臭味。此外，还会出现剧烈啼哭等典型症状。开始断奶的宝宝发生肠套叠较多见。

如果发现宝宝有肠套叠的相关症状应及时治疗，即使是半夜也要马上去医院治疗。

腹泻

母乳喂养的宝宝的粪便本来就比较稀软，但是如果出现气味异常时，就需要注意。宝宝感冒、肠道发炎或者母亲摄入的食物使宝宝肠道出现过敏反应等，都会使宝宝腹泻。宝宝的粪便中常会混有白色的颗粒，这属于正常现象，不必担心。因为没有被分解的脂肪残留在小肠内，就会与小肠内的碱混合成为颗粒。大肠中的黏液具有通便的作用，所以粪便中夹有黏液也不必担心。但是，如果肠道发炎，有病菌繁殖，大便中就会有脓。脓是肠道内的细菌和病毒战死的白细胞的尸体。脓和黏液一样都是有黏性的。但是黏液是透明的，脓是黄褐色，或者是白色浑浊的。有时黏液的颜色也会和脓一样，但是脓有臭味，所以如果粪便有臭味就要提高警惕。

宝宝便秘

虽然母乳喂养的宝宝很少出现便秘，但是有的宝宝也容易便秘。宝宝便秘，有人就会担心母乳不足。有时母乳不足确实会出现便秘，但是并不多见。究竟是否母乳不足，要看宝宝体重的增加情况。那么，会不会是喝水太少呢?这就要看宝宝的排尿情况。如果排尿与平时一样，那么就不是水分不足，即使补充水分也不会消除便秘。

令人感到意外的是，宝宝便秘大多是由于母亲的饮食导致的。因为母亲的饮食可以通过乳汁间接地影响宝宝。如果宝宝出现湿疹、排便费力，那么便秘就可能是食物过敏的一个症状，需要控制乳制品和蛋类的摄入，并仔细观察是否有其他症状发生。

此外，刚进入离乳期的宝宝也比较容易便秘，但是随着蔬菜摄入量的增加，自然就不会便秘了。

母乳喂养的宝宝一般每天排便3~4次，但是也有1周只排便1次的宝宝。只要宝宝并不特别哭闹、吃奶正常，也没有呕吐、腹胀等症状，就不必着急，耐心地等待1周左右，宝宝自然会排便。即使是1周排便1次，排出的粪便也是稀软的。

如果宝宝发热，排便困难，可以用棉棒蘸油刺激肛门。如果还不排便也可以用甘油灌肠，但是不要依赖成癖。除便秘外，还伴有呕吐、腹胀等症状时，也有可能是巨结肠症，要到医院诊治。

宝宝黄疸挥之不去

黄疸（也称为高胆红素血症）是造成新生儿在出生一两周内皮肤和眼珠略微发黄的原因。黄疸分为生理性黄疸和病理性黄疸。

生理性黄疸

黄疸是由于血液中的胆红素增加所致，表现为皮肤和眼白部分发黄。胆红素就是胆汁中含有的黄色色素，大部分是由血红蛋白分解形成的，也有一部分是由肝脏直接分泌的。

出生不久的宝宝血液中含有大量的红细胞，红细胞被破坏后，红细胞中的血红蛋白被分解，产生大量的胆红素。但是由于新生儿的肝脏和肠的功能尚未健全，还不能很好地处理和排泄增加的胆红素，造成胆红素在体内的积存。这就是新生儿生理性黄疸的原因。大多数宝宝都会出现生理性黄疸，一般出现在生后第二至第三天，2周以后就会消失，并且黄疸的程度较轻，可不治而愈。

病理性的黄疸

新生儿黄疸多为生理性黄疸，但有时也会出现病理性黄疸。

若宝宝一出生就有黄疸，并且迅速加深，就要特别注意。比如，血液中的胆红素指数急速上升，胆红素就会进入大脑神经细胞，造成脑神经损伤，重者会留有痴呆后遗症，这就是核黄疸，这是由于母婴血型不合引起的。早产儿也比较容易出现核黄疸，所以要特别注意。

在一些罕见的情况下，胆红素水平过高会损伤婴儿的大脑。因此，如果医护人员怀疑是生理性黄疸之外的原因造成宝宝呈现黄色，他们会通过脚跟采血密切监控宝宝的胆红素水平。如果胆红素水平太高，医生会通过蓝光疗法降低胆红素水平，蓝光疗法可以分解皮肤中多余的胆红素，使之随尿液排出。

不必担心母乳引发的黄疸

有的宝宝在出生2周以后，黄疸仍未消失，这称作迁延性黄疸。如果粪便颜色正常，并且也无其他异常症状时，就可能是由于母乳引起的黄疸。这是由于母乳中含有阻挠肝脏分解胆红素的物质，从而延长了黄疸持续时间。其中起主要作用的是母乳中的脂肪酶，在脂肪酶的作用下，产生了游离脂肪酸，游离脂肪酸会阻碍胆红素结合，使黄疸时间延长。母乳引起的黄疸，一般会持续2个月左右。不用担心，继续喂奶。

宝宝如果有黄疸，首先确定是哪种类型的黄疸，如果是常见的生理性黄疸，就没什么好担心的；如果是病理性黄疸，例如血型不相容引起的，你要知晓这是很容易解决的，不应该因此妨碍母乳喂养。过分担心会让你减少泌乳，并怀疑自己的哺乳能力，这会阻碍母乳喂养的成功进行。

你要尽早、频繁、没有限制地喂奶，采用有效的衔乳技巧。宝宝获得的母乳越多，胆红素就能越快地从宝宝的肠道内消除。胆红素会随粪便排出，而母乳有通便的效果，所以频繁吃奶的宝宝会有更多的粪便，体内胆红素水平也因此降低。

如果胆红素水平过高，需要进行光线疗法，确定医护人员和你统一观念，让黄疸治疗不妨碍母乳喂养。除了让宝宝与妈妈分开，将他放置在医院看护室里照光疗灯之外，还有其他有效的办法。对于大多数宝宝来说，光疗胆红素毯（将宝宝包裹在光疗灯光线里）效果很好，在家里使用时，你可以在蓝光分解胆红素的同时，抱着宝宝给他喂奶。

如果你决定尝试使用一两天配方奶，记住每两三小时就要泵一次奶，不但可以维持泌乳量，还能避免乳房感染。配方奶可以用手指喂法或杯喂法喂给宝宝，防止宝宝回到妈妈乳房吃奶时产生乳头混淆。最重要的是，父母和医护人员不要有黄疸恐惧症。宝宝的胆红素水平固然要控制，父母的焦虑程度也应该很好地加以控制，要知道，新生儿常见的生理性黄疸是无害的。

生长加速期的宝宝会频繁吃奶

很多经历过母乳喂养的妈妈会发现，宝宝在某个时期的吃奶量猛增，原本足够的母乳显得供不应求。其实，这并不代表乳汁分泌变少了，很可能你的宝宝正在经历生长加速期。生长加速期通常发生在宝宝10天、3周、6周以及3个月大的时候，是宝宝频繁吃奶的日子，宝宝会表现得"总要吃奶"。因为生长加速，对母乳的需求量会增大，吃奶就更频繁。连着一两天，早、中、晚给宝宝"马拉松式喂奶"之后，你的身体就能产生更多的乳汁，而宝宝吃奶的次数也会减少。这就是供需原理在起作用——需求量增加时，供给也相应增加。

宝宝频繁地要吃奶，实际上是在给你传递的一个信息：宝宝在告诉你，他正经历着生长加速期。在此期间，你需要减少对其他事物的投入，将一些无关紧要又费时费力的事（家务活等）暂时搁下，以便更好地应付宝宝增多的吃奶需求。这时你应当专注于喂奶。频繁地喂奶，如果再加上许多其他要操心的事，会让你疲惫不堪。同时，疲劳又会影响你的身体，使之无法制造更多的乳汁。在这些极易感到疲乏的日子里，神奇的造物主又来帮助你了——宝宝吃奶次数越多，你体内的泌乳激素水平就越高，就越能让你放松下来。

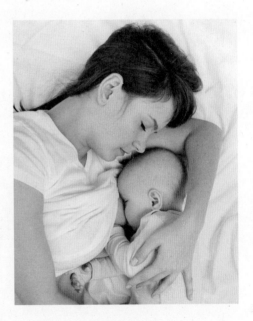

这种情况再次表明，新妈妈在产后几个月内维持简单轻松的生活方式是非常重要的。生活日程排得太紧会给你很大压力，以致在应该全力以赴产奶、喂奶的时候，不能投入其中。宝宝需要吃奶的时日并不长，何不多花些时间享受抱他在怀，用乳汁喂养他的美好感觉呢？家务活少做些，不会影响你的生活，更不会影响宝宝的成长。

宝宝突然拒绝吃奶

宝宝拒绝吃奶对哺乳妈妈来说是很难受的。妈妈会感觉宝宝在拒绝自己，但是宝宝显而易见的痛苦会让你明白，他是想吃母乳的，只是由于某种不知道的原因吃不下去。遇到此类情况时，妈妈首先要冷静地观察宝宝，分析宝宝拒绝吃奶的原因。

可能是生病了

宝宝生病，食欲下降时会拒绝吃奶。宝宝拒绝吃奶时，首先要细心地观察宝宝的哭泣、情绪、表情以及体温、粪便。如果这些方面与平时相同，就不必担心，如果与平时不同，宝宝可能是生病了，要尽早带宝宝到医院就诊。

此外，宝宝鼻腔阻塞、呼吸不畅，也会影响哺乳。宝宝在出生后的前3个月，主要靠鼻子呼吸，加上宝宝的鼻腔狭小，所以很容易发生鼻塞。特别是冬季空气干燥时，鼻腔干燥变硬，经常会发生鼻塞，所以冬季要特别注意增加房间的湿度，观察宝宝的状况。病毒感冒也容易引起鼻塞。如果宝宝由于鼻塞而无法很好地吮吸乳汁时，母亲可以用嘴或鼻吸引器把鼻涕吸出。如果这样还不能疏通鼻腔，就要带宝宝去耳鼻科和小儿科。

耳部感染，常伴有耳部疼痛，吃奶会加剧疼痛，宝宝也会因此而拒绝吃奶。宝宝无法诉说自己耳部的疼痛，当宝宝讨厌被人触摸耳部、夜里啼哭，甚至出现耳部流脓等症状时就要到耳鼻科或小儿科接受诊治。

母乳的味道发生变化

宝宝的味觉和嗅觉都很灵敏，乳汁十分爽口甜美，不仅宝宝喜欢，就连成人也会喜欢。但是长时间积存在乳房的乳汁会有咸味，变得难吃。如果乳房中积存了上次哺乳时剩下的乳汁，就要在下次哺乳时，首先挤出积存的乳汁。特别是乳汁分泌充足的人更应注意。乳汁变味，敏感的宝宝就会拒绝吃奶。如果在哺乳前把积存的乳汁挤出，把乳房分泌的新鲜乳汁喂给宝宝，宝宝就会高高兴兴地吃奶。

引起母乳味道发生变化的另外一个原因是母亲的日常饮食。乳汁的味道会因母亲摄入的食物不同而发生微妙的变化。在每次哺乳前都要先品尝一下自己的乳汁，这样就可以知道宝宝喜欢吃什么样的奶和不喜欢吃什么样的奶。

人类属于杂食动物，臼齿和门齿要比犬齿发达，所以以谷物、蔬菜为主，以肉类、鱼类为辅的饮食结构才符合自然法则。为了分泌出宝宝喜爱的乳汁，母亲就要遵循自然法则，平衡饮食，合理营养。

乳头问题和母乳的流出

乳房肿胀或乳汁分泌过多时宝宝也会拒绝吃奶。这种情况也需要挤奶。此外，乳头内陷等乳头问题，也是宝宝拒绝吃奶的原因。此时可按照本书前面所介绍的哺乳的窍门，让宝宝接受母亲的乳头。

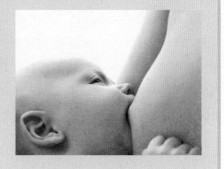

宝宝的精神压力

另外，宝宝还会因为精神方面的压力而拒绝吃奶。如咬乳头时被母亲训斥，或者被送到托儿所生活环境突然改变等。如果是以上某种情况，母亲首先要和宝宝进行亲密的皮肤接触，在喂奶时，轻轻地摇晃他，温柔地和他说话，抚摸他，而不是强迫宝宝吃奶。宝宝半睡半醒时，就会放松下来，想要吃奶，母亲可以趁机让宝宝噙住乳头。如果无论怎样宝宝都不想吃奶的话，1周岁以上的宝宝可以考虑开始断乳。

如果你的任何努力都不能成功地将拒绝吃奶的宝宝诱回乳房，也许宝宝就真的是想断乳了（宝宝在9个月以前很少会发生这种情况，如果宝宝还小，不要过早地放弃努力）。如果你原计划要喂更长的时间，但是宝宝却提前主动断乳，或许会让你感到失落难过。要接受哺乳期结束带给你的淡淡忧伤，也要意识到：你还是宝宝的妈妈，他的世界依然围着你转，前方还有更多精彩的旅程等着你们母子二人。

宝宝过胖

母乳喂养的宝宝，没有必要因为担心过胖而减少哺乳次数，也不会因为吃母乳过多，将来会成为肥胖儿。每次哺乳，在开始和结束时母乳的成分是不同的。在结束时，母乳中的脂肪含量要比开始时有所增加，乳汁的味道变浓，宝宝就会有饱腹感，就会停止吮吸。即使宝宝1岁以前胖乎乎的，长到1岁左右时，孩子的活动量增大，就会自然而然地瘦下来，并且有很多在1岁以前看似肥胖的孩子，到2~3岁时就和普通孩子一样了。所以，即使有人说宝宝过胖，也不必减少哺乳次数。

二、妈妈可能会出现的哺乳问题

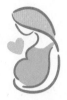

每个妈妈，在哺乳过程中多多少少会遇到一些来自自身的问题，尤其是乳房。只有将乳房护理好了，哺乳才能顺利进行。

乳房出现肿胀

乳房肿胀的原因有乳房瘀血和乳汁淤积。

乳房瘀血引起的乳房肿胀

凉水冷敷缓解乳房肿胀的方法：

1.把毛巾在凉水中浸湿，然后将其拧干。

2.把冷的湿毛巾敷在肿胀的乳房上。

注意：禁止使用冰块。使用冰块会使乳腺受到冷激，会增加疼痛。

乳房瘀血一般在产后24小时以后开始出现，产后3~4天是症状最明显的时期。母亲体内的激素状况会因分娩时胎盘排出而发生巨大变化，乳房的血流量增加。所以大多数人从产后第2天开始感到乳房肿胀。如果血液循环不畅出现瘀血，就会因血液中的水分渗出而导致水肿，也就是出现了乳房肿胀。

瘀血严重时，整个乳房会胀满、疼痛，皮肤发红、发热，十分痛苦。此种情况不属于乳汁淤积，所以挤奶是不会有效的。应用冷的湿毛巾冷敷，这样可以收缩血管，改善瘀血，减轻胀痛。

另外，为了改善血液循环，还可以请专家按摩。但是不当的按摩反而会使瘀血严重，因此还是要尽量避免自我按摩。应在采用冷敷法缓解肿胀的同时，注意增加哺乳次数。乳房瘀血一般出现在住院期间，所以难受时也可请医生或护士帮忙。

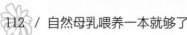

乳汁淤积引起的乳房肿胀

由于输乳孔或输乳管阻塞，使分泌的乳汁无法排出，从而造成乳汁在乳房淤积。乳汁淤积时乳房的一部分或全部会肿胀、疼痛。如果只是一部分输乳管阻塞，那么就只有部分乳房肿胀。多个输乳管阻塞时，整个乳房都会肿胀。严重时皮肤还会发红、发热。

产后3~4天或是出院前后，母乳的分泌开始增多，可能会出现此类现象。这主要是由于输乳管还未完全开通，而乳汁却急剧增多所致。产后第2周以后，就不会出现瘀血引起的乳房肿痛。所以，产后2周以后出现的乳房胀痛基本上是由于乳汁淤积引起的。例如，哺乳间隔过长使乳汁淤积，发生肿胀。

要解决乳汁淤积就要挤出淤积的乳汁。只要能够把乳汁排出，肿胀、发热就会得到缓解。应通过疏通输乳管、挤奶等方法使乳汁排出。当然宝宝的吮吸是最好的方法，所以宝宝每次啼哭时都要给他喂奶。乳房肿胀、发热时，应在用冷敷的方法缓解的同时，积极地挤奶和增加哺乳次数。在产后的1个月内，如果宝宝连续睡5~6小时，最好每隔3小时叫醒哺乳一次。

此外，严重的乳腺炎也会使整个乳房肿胀。只是乳腺炎还会伴随发热和患部的疼痛，所以在整个乳房发生肿胀以前，需要接受治疗。

只要能够正确地用母乳喂哺宝宝，就基本不会出现乳房肿胀。而混合喂养，可能引起乳房肿胀。混合喂养通常是先让宝宝吮吸母乳，然后用奶粉补充不足的部分。之所以如此，是因为母亲认为宝宝已把乳汁吸净，但事实是宝宝完全指望容易吮吸的奶粉，而根本不去认真地吮吸母乳。这样一来，分泌的乳汁淤积在乳房中，就会导致乳房肿胀。

淤积数日的乳汁仅仅通过自己挤奶是很难得到缓解的，所以应接受专门人员的按摩，然后努力做到只用母乳喂养宝宝。

乳腺炎

乳腺炎分为急性淤滞性乳腺炎和急性化脓性乳腺炎。淤滞性乳腺炎是由乳汁淤积引起的发炎。急性淤滞性乳腺炎的症状为乳汁淤积的部位肿胀、微热、触摸有疼痛感。此阶段主要是由于乳汁淤积引发的炎症，还未感染化脓，所以只要消除淤积的乳汁，症状就可以消失。可在用冷敷法减少乳汁分泌的同时，坚持哺乳和挤奶。长时间乳汁淤积，就会出现感染，极易成为化脓性乳腺炎，所以要特别注意。化脓性乳腺炎是由于细菌侵入而引起的乳腺急性化脓性感染。通常所说的乳腺炎就是指化脓性乳腺炎。

预防乳腺炎的方法

预防乳腺炎最好的办法是防止那些引起乳腺炎的因素出现。乳汁不畅时会变得黏稠，堵塞输乳管，容易引起乳腺炎。所以要频繁地喂奶，不要限制喂奶的时间。如果你感到乳房充盈，就鼓励宝宝吃奶，不要等到宝宝表示饿了才给他喂。不要趴着睡觉，或睡时侧身太过，这会导致乳房被挤在身体和床垫中间。

乳腺炎反复发作往往是因为哺乳模式不规律，如漏掉喂奶、用奶瓶代替胸喂、与宝宝分开时没有泵奶，也可能表明妈妈的免疫系统因为疲劳和压力而运作不良。乳腺炎是一个信号，提醒你关注自己的生活方式以及与宝宝的母乳喂养关系，对不当之处加以调整。

化脓性乳腺炎的症状和原因

得了化脓性乳腺炎，会出现以下症状：患部肿胀，有硬块，有明显的触痛，皮肤表皮微红发热。淤滞性乳腺炎也会出现这些症状，但是化脓性乳腺炎的症状更严重，通常会高热39℃以上，如果炎症继续发展，就会形成脓肿。

引起乳腺炎的原因为乳汁淤积，所以乳汁分泌充足的人容易患病。造成乳腺感染的细菌通常来自宝宝的嘴中。宝宝嘴中有很多细菌，在哺乳时，可以从输乳孔侵入输乳管。通常侵入的细菌可以随分泌的乳汁一同流出，所以一般不会导致感染。而乳汁不畅时，侵入的细菌就会繁殖。因此乳汁较多的女性在每次哺乳后要挤掉几滴奶，目的就是为了冲掉侵入乳腺管内的细菌。

乳腺炎的治疗与注意事项

治疗乳腺炎的方法与治疗乳房肿胀的方法类似，只是治疗要强化些：

1.要充分地休息

如果是正在上班的妈妈，不妨请个病假在家好好休息一下吧。

2.给乳房交替冷热敷

冷敷缓解疼痛；热敷促进血液循环，调动发炎部位的抗感染物质发挥作用。探身在一盆热水上、站着冲淋热水，或泡个热水澡。用热水或热敷的湿毛巾的湿热敷比加热垫的干热敷更为有效。许多妈妈发现，将乳房浸在温水中，要比盖着厚厚的热毛巾舒服多了。将乳房浸在温水中时，轻轻地按摩疼痛部位，可以促进血液循环，调动发炎部位的免疫因子。

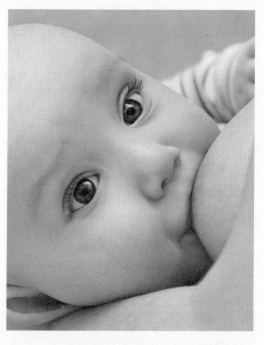

3.频繁地在发炎的一侧乳房喂奶

如果喂奶引起疼痛，就先喂不疼的那侧，在感到泌乳反射出现时，迅速地换到疼痛的那侧乳房。乳汁流通后，哺乳往往也会更加舒适。清空发炎的乳房很重要，和身体的其他部位一样，滞留的液体容易引起感染。宝宝比吸奶器能更有效地清空乳房，但是，如果宝宝不能很好地吃奶，你就需要用吸奶器泵奶或用手挤出乳汁。挤出的乳汁可以放心喂给宝宝吃。变换宝宝吃奶的位置，将所有的输乳管都清空。

4.化脓性乳腺炎恶化就会成为脓肿

乳房表面红紫，用手指下压会有波动感。用针头刺入患部可吸出脓和乳汁的混合物。出现此类症状时必须切开患部引流。不管哪种情况，只要怀疑是乳腺炎，就要尽早上医院接受医生的诊疗。

得了化脓性乳腺炎，也要和以往一样继续哺乳。虽然服用了抗生素或消炎药，但母乳中的含量极少。此外，由于发炎的乳腺阻塞，乳汁中几乎不会混有细菌和脓。即使有，也不必担心会影响宝宝。宝宝不断地吮吸，对加速母乳排出、防止乳汁淤积比较有效。停止哺乳会导致乳汁淤积，使病情恶化。也就是说，停止哺乳会使患部以外的乳腺也出现乳汁淤积，从而频繁发生乳腺炎。当乳房因出现脓肿而接受乳房切开手术时，也可以像以往一样继续哺乳。虽然患部贴着纱布，不利于宝宝吮吸，但并不会使宝宝出现异常。

5. 发热、疼痛时服用镇痛药

对乙酰氨基酚或布洛芬（也有消炎作用）可以在哺乳期间安全服用。持续的疼痛不仅会减弱制造、分泌乳汁的能力，还会抑制自身抗感染的能力。

6. 尽可能地多喝水，发热和炎症会增加你的需水量。多吃新鲜蔬菜水果，保持心情舒畅。

7. 补充营养，提高免疫力。

8. 乳母避免趴着睡或睡时侧身太过，那样容易导致乳房肿胀和输乳管堵塞。

9. 乳母不要戴着胸罩睡觉，白天可戴宽松的胸罩，以免挤压发炎部位。

乳腺炎应及时采取抗生素治疗

一旦怀疑自己患上乳腺炎，最好的办法就是立即就医。在乳腺炎治疗中，妈妈服用抗生素过晚的话，会有更严重的感染，也会更容易复发。

以下情形表明你需要抗生素治疗：

1. 你有乳腺炎反复发作的病史；

2. 体温继续升高；

3. 在过去几小时里，你的病情逐步恶化；

4. 你的乳头皲裂（提供了让细菌容易进入乳腺组织的入口）。

引起乳腺炎感染的细菌通常是葡萄球菌，对此，两类最为安全、有效的抗生素为氯唑西林与头孢菌素。医生常开的其他抗生素包括复方阿莫西林与红霉素。这些抗生素均可以在哺乳期间安全服用。即使你在服用抗生素几天后感到好转，还是要完成整个抗生素治疗疗程（通常为10天），否则会有乳腺炎复发的危险。

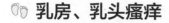 乳房、乳头瘙痒

乳房胀痛让人感到十分痛苦，瘙痒也让人难以忍受。而且越搔越痒，还会弄伤乳房，所以要注意。

妊娠纹瘙痒时

妊娠期，乳房和腹部急剧增大就会出现妊娠纹，这是一种生理性改变，不需治疗，分娩后会逐渐变为白色，有时会有瘙痒感。有瘙痒感时只要用湿毛巾冷敷就可减轻，或者到医院诊治，选用含有抗组胺药的软膏，不用多久就可治愈。

乳汁过敏引起的瘙痒

皮肤过敏的人，在哺乳或乳汁渗出时，只要乳房上沾了乳汁就会出现皮肤发炎。发炎的皮肤会变红、发热，出现湿疹，并有瘙痒感。此时用手搔抓，反而会加重病情，所以瘙痒时可以使用前面所说的冷敷法。另外，还要在哺乳前后用湿毛巾把沾在乳房上的乳汁擦拭干净。

病情严重的话要到妇科或皮肤科诊治。医生一般会让病人使用类固醇软膏，一天涂抹几次，坚持一段时间就会好转。

念珠菌感染

如果乳头、乳晕发红、发亮、发痒，可能是念珠菌感染。乳头的根部还会出现皲裂，严重时瘙痒还会遍及乳房。

念珠菌是一种霉菌，寄生在女性阴道，会引起阴道炎。如果在怀孕期间发病一定要及时治疗。如果不治疗就分娩的话，宝宝通过产道时就会有被感染的危险。

如果宝宝感染了念珠菌，口腔就会发炎，在宝宝的口腔黏膜和嘴唇等处就会长出白色斑点，擦也擦不掉，这就是鹅口疮。在给宝宝哺乳时，念珠菌会通过宝宝的口腔传染给母亲的乳头和乳晕。

遇到这种情况，要到妇科接受诊治：

1. 涂抹药液

如果你的乳头上有念珠菌感染，无论宝宝口中有无出现标志性白色斑点，都应该让宝宝接受鹅口疮治疗。医生会开抗真菌口用悬浮液，每日3~4次涂抹在宝宝舌头、口腔顶及内壁上，涂抹药液72小时内，症状会有所缓减，在症状完全消失后继续用药2周。

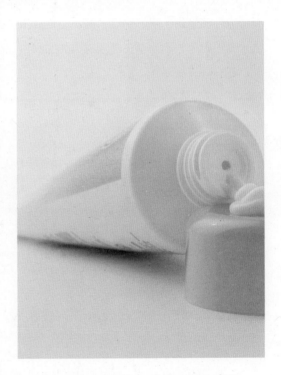

如果72小时内没有起色，可换其他药物或者增强涂抹次数及用量。如果宝宝患有念珠菌尿布疹，可以用非处方类抗真菌药物治疗。

2. 涂抹药膏

遵医嘱，在乳头上涂抹抗真菌药膏（制霉菌素、克霉唑、咪康唑）。如果医生建议你在喂奶前洗去乳头上的药膏，要用温水小心地清洗。

3.食用酸奶

大量食用含活性菌的酸奶，并口服嗜酸乳酸杆菌。

4.消毒

可用消毒棉签蘸2%苏打水清洗患处，然后涂2%的甲紫，每天3~5次。不严重的情况下，2~3次就有明显效果。同时给患儿口服维生素C和复合B族维生素。如果症状比较严重，建议及时就医，在医生的指导下进行处理。

5.坚持喂奶

虽然用念珠菌感染的乳房喂奶可能极其痛苦，但还是有必要清空感染的那侧乳房（通常两侧乳房同时感染），防止患上乳腺炎或是乳房深部组织也感染上念珠菌。因为感染的乳头特别敏感，所以特别要注意让宝宝正确衔乳，避免因吸吮不当而造成乳头受伤。喂好奶后，要小心地让宝宝离开乳房。每次喂奶后，在乳头和宝宝的嘴巴用药，因为那正是易感染的时候。

念珠菌感染的预防措施

下面介绍一些简单的方法，可以有效预防念珠菌感染或治疗轻微的感染：

1.避免产房交叉感染，分娩时应注意会阴、产道及所有接生用具的消毒。

2.经常用温开水拭洗婴儿口腔，哺乳用具煮沸消毒，产妇乳头在哺乳前，最好用1/5000盐酸洗必泰溶液清洗，再用冷开水拭净。

3.长期使用抗生素和免疫抑制剂的患者，或患慢性消耗性疾病的患者，都应该警惕白色念珠菌感染的发生。

乳头、乳晕疼痛

宝宝吃奶时，乳头、乳晕受到压迫，比较容易受伤。受伤后，乳头疼痛难忍，哺乳就会困难，所以一定要注意避免乳头、乳晕受伤。一旦受伤发炎，在缓解疼痛的同时，要尽早治疗。

乳头皲裂

虽然平时非常注意保养乳房，但是由于乳头皮肤娇嫩，宝宝的吮吸力强大，还是有许多母亲的乳头会发生皲裂。如果喂奶的过程中一直疼，或是疼痛感在产后1周还未消失，就说明宝宝的衔乳或吸吮方式有问题，需要纠正。

1. 改善衔乳方式

乳头疼痛时，当务之急是查看宝宝吃奶的姿势及衔乳的方式。改进宝宝吃奶的方式，可以将吸吮的压力转加在乳晕上，而不在敏感的乳头上。如果乳头上出现一个横条红色印痕，或是乳头底部出现暂时性凹陷，都表明宝宝在吸吮或咬磨你的乳头，而不是挤压乳晕吃奶。参照本书前面的衔乳指导，核实以下几方面：

确保宝宝衔乳时包住尽可能多的乳晕部分。

确保宝宝的双唇是外翻的。宝宝衔乳后，妈妈往往很难看到宝宝的下唇是否外翻，所以你可以找一位经验丰富的哺乳妈妈或专业的哺乳顾问，对宝宝的衔乳方式加以评估。

喂奶时，检查宝宝的舌头。轻轻下拉宝宝的下唇，你应该看到宝宝舌头的前端伸出到下齿龈上方，罩在下唇和乳房中间。

有些宝宝将乳房紧紧含住，妈妈需要教会他温柔的吃奶方式。在宝宝衔乳前，用手指按摩宝宝的颌肌（位于宝宝脸颊两侧，耳朵下方）和双唇，让宝宝的双唇和吸吮肌肉放松。接着用沾有乳汁的乳头摩擦宝宝的嘴唇，确保他张大嘴巴，衔乳时能够完全越过乳头，包住乳晕。宝宝吃奶时，用食指下压他的下巴，防止他咬下去。这样做可以促使宝宝的舌头伸出，放在下齿龈上方，在吃奶过程中缓冲对乳房的压力。在你压下宝宝下巴的时候，立即就能感到压力减小了。你可能需要花些时间在喂奶时一直压住宝宝的下巴，直至宝宝学会放松的衔乳方式。

2.采用不同的喂奶姿势

宝宝吮吸乳头时，乳头被牙龈和舌头上下作用呈扁平状。被压迫的部分和它的两端以及被舌头压迫的乳头下侧受到的刺激最强烈。如果总是从一个角度吸奶，那么就造成总是一个部位受力，容易导致乳头破裂。正是由于这个原因，所以要变换喂奶姿势，让宝宝从不同角度吮吸。不同的喂奶姿势可以分散宝宝吸吮时对疼痛部位的压力。

3.先喂稍微不痛的那侧乳房

让宝宝先在不那么疼痛的那侧乳房吃饱，如果你需要清空疼痛的乳房，在泌乳反射出现后改让宝宝吸吮疼痛的那侧。通常在乳汁流出后，乳头的疼痛情况也会好转。

4.坚持并频繁喂乳

坚持哺乳，这样可以使乳头变得强壮，不再发生皲裂。相反，如果停止哺乳，再次开始哺乳时，乳头还是会发生皲裂。如果乳汁淤积，还会导致乳腺炎。频繁哺乳，可以防止宝宝饿过头，狼吞虎咽地吸吮给你带来疼痛。留意宝宝肚子饿的早期信号，不要等到他开始搜寻乳头或放声大哭时再喂。如果宝宝只会给出这些迟来的信号，试着在几天里，主动叫醒宝宝，在他饿极了之前就给他喂奶。

即使乳头的裂口很小，也是非常疼的。伤口被吮吸得疼痛，更是难以忍受，但也要忍耐，并坚持哺乳。

5.最初哺乳时间不宜过长

虽然宝宝刚出生时，他的吮吸力也很强，在乳头没有适应这种吮吸刺激的情况下，突然长时间哺乳，恐怕就会受伤。另外，由于刚开始哺乳，乳汁分泌不是很多，一只乳房的哺乳时间以限制在5分钟内为宜。

喂奶时要让宝宝含住整个乳头，包括乳晕部分。如果宝宝仅仅含住乳头，乳头受到的压力过大，就会皲裂。另外，乳汁是储存在乳晕周围的输乳管窦里，如果不把乳晕也含在嘴里的话，宝宝是无法吸到乳汁的。

喂完奶后，要让乳头保持干爽状态。可以用湿毛巾擦拭乳头及乳房，适当敞开衣襟，让乳头完全干爽。偶尔让乳房吹吹风，沐浴一下阳光，也可以收到很好的效果。

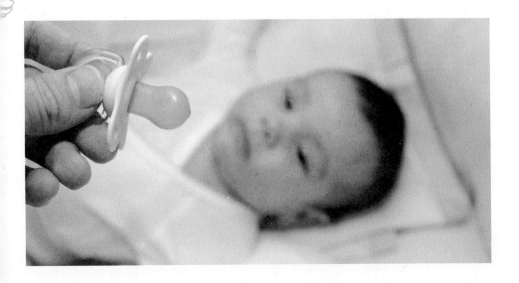

6.停止哺乳时不宜使用安抚奶嘴

每次喂奶后期，宝宝如果长时间安抚吸吮，可能会让你难以忍受。宝宝需要安抚，而你的乳头不堪重荷，这时，不要让宝宝用安抚奶嘴，让他吸吮你的食指（爸爸们，好好摩擦你的食指，将粉色的指垫朝上，让宝宝吸吮）。这样一来，宝宝就不会因吸过安抚奶嘴或奶瓶，而产生乳头混淆或偏好人造奶头。安抚奶嘴底部很窄，宝宝不用张大嘴巴就可以含住，他学会这种方法后，再用在妈妈的乳房上，就会造成衔乳不当，让乳头更加疼痛。让宝宝吸吮大人的手指获得安抚，既可以保持肌肤的贴近，又可以模拟宝宝吸吮乳房，因为手指可以更深入宝宝的嘴巴。

7.喂完奶后认真护理乳房

喂完奶后，要用清水或热水泡过的脱脂棉认真擦拭乳头、乳晕。如果方便，在喂奶后，不要急着掀起哺乳胸罩的翻盖，而是敞着上衣，直至乳头晾干。待乳头完全干燥后，再涂抹软膏。如果使用凡士林软膏或含维生素A的软膏，效果更好。伤口被细菌感染就会发炎，所以要注意保持清洁。

8.不要用肥皂清洗乳头

乳晕上的小突起都是腺体，能够分泌具有清洁、润滑作用的油脂，而肥皂会洗去这些天然的油脂，造成乳头干燥、皲裂。

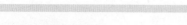

母乳分泌前的疼痛

刚开始哺乳时，经常会感到乳头疼痛。产后前两天，乳汁还未正常分泌，所以宝宝用力吮吸还没有乳汁流出的乳头，乳头就会感到疼痛，但还可以忍受。在母乳分泌正常后，疼痛就会消失，所以不必太在意。

被宝宝咬住乳头的疼痛

宝宝在吃奶时，常常会用刚刚长出的牙齿咬住母亲的乳头，这样不仅会使母亲的乳头感到疼痛，有时还会弄伤乳头，影响哺乳。所以，当宝宝第一次咬乳头时，就要坚定地说"不可以"，让他明白决不能犯第2次。

挤奶时引起的擦伤

挤奶时，应用手指轻轻地挤压乳晕附近的输乳管窦，不要用力过大，或向外牵拉乳晕、乳头，以免擦伤乳头、乳晕。

此外，挤奶时要不断地变换手指的位置，从不同的角度挤压乳晕，因为总是挤压同一部位会增加被挤压部位的负担。

妈妈哺乳期生病

很多哺乳妈妈因为生病而中断哺乳，其实，一般情况下，完全没有必要停止哺乳。

病了还能喂养宝宝吗

一般情况下，哺乳妈妈在病中依然能够哺乳。如果母亲患的是传染病，通过飞沫或者母亲的手传染给孩子的可能性更大。其实，母亲发病时，孩子早已暴露于病原中了，而母乳中很可能已经产生消灭病原体的抗体了，这些抗体对孩子可以有很好的保护。

如果暂时无法胸喂，可挤奶喂孩子。这样做可以保证乳房继续分泌乳汁，待病愈后再亲自进行母乳喂养。

患病时没奶了怎么办

很多时候，没奶是因为孩子停止了吸吮，而不是因为母亲生病。当然，如果因发热出汗丢失许多体液，妈妈的乳汁分泌量可能也会减少。为了防止泌乳减少，患病的妈妈应该做到以下几点：

可能的话应继续母乳喂养。

要大量饮水。

挤出乳汁或调配代乳品，用杯子喂宝宝。

病愈后妈妈需要更多地进行母乳喂养，以便增加乳汁分泌量。

母亲患病如何吃药

当哺乳妈妈生病时，常常会纠结于要不要吃药。其实，吃不吃药要看你的病情。如果你只是微恙，比如一般感冒，你可以考虑药物以外的治疗方法。虽然那些非处方感冒药在哺乳期基本上都可以安全服用，但它们往往没什么效果，而一些保养法说不定能让你的感冒好得更快，比如熏蒸、多喝水、多休息，给身体充分的时间自然康复。

有时吃药是更好的选择，不仅可以让你的病情得到控制和治疗，也间接地对宝宝有利，尽管宝宝会接触到渗入乳汁中的少量药物。如果你生病了却苦撑几天不吃药，这会减少你的乳汁分泌，而且你在生病的状态下也无法做个好妈妈。服用药物往往可以使你的病情好转，让你早日康复，在某些情况下，用药是必须的。

哺乳期安全用药指导表

可以服用的药物（短期服用是安全的，但应向医生咨询）	对乙酰氨基酚（扑热息痛）、阿斯巴甜代糖（纽特阿斯巴甜）、胰岛素、阿昔洛韦（无环鸟苷）、水杨酸亚铋、局部麻醉剂、哮喘药（色甘酸钠，吸入型支气管扩张剂）、轻泻剂、肌肉松弛剂、抗酸药、蛲虫药物、抗生素（氯唑西林，头孢菌素，四环素和磺胺类药物）、氯喹（抗疟药）、普萘洛尔、可的松、减充血剂、硅有机树脂植入物、抗凝（血）剂、洋地黄、甲状腺药物、抗癫痫药、利尿剂、疫苗、抗组胺药、布洛芬、维生素等
须谨慎服用的药物（药物在哺乳期服用的安全性取决于若干因素：剂量、婴儿年龄、治疗期长短、用药及哺乳时间的安排。如需服用，应向医生咨询）	吲哚美辛（消炎痛）、帕罗西汀、异烟肼、苯巴比妥（一种镇静催眠剂）、阿司匹林、可待因、百忧解（氟西汀）、哌替啶、甲硝唑（灭滴灵）、麦角菌类药、吗啡、左洛复、全身麻醉、口服避孕药等
禁用的药物（在哺乳期禁用）	安非他命、林丹、溴隐亭、抗代谢药物（抗癌药物）、五氯酚、甲氨蝶呤、用于诊断测试的放射性药物、环孢素、扑米酮（去氧苯巴比妥）、尼古丁等

性兴奋伴随哺乳而来

哺乳是令人愉悦的，是人类哺育下一代的天性。哺乳过程中产生的催产素以及催乳素能够使哺乳妈妈感到放松、愉快、充满爱心。其中，催产素使人情欲亢奋，会让女性的阴蒂和乳头勃起，还会让皮肤的温度升高。所以，有些妈妈在哺乳过程中会感到热、面色潮红。此外，催产素还会让人感到口干舌燥。

有时候，伴随着哺乳而产生的身体感觉会使哺乳妈妈性兴奋。这种情况在宝宝长大一点时更容易发生。这让一些妈妈感到困扰。其实，这些感觉都是非常正常的，它们的骤然出现并不意味着你的母乳喂养关系出现了问题，这些只是你的身体对吸吮产生的自然反应。

大多数时候，哺乳过程中产生的身体感觉在头脑中会转化为一种安乐的感觉，或是转变为对宝宝无限的慈爱。轻度的性兴奋只是由激素产生的另一种爱的感觉。如果你在哺乳中感到性兴奋，你可以放松享受。如果性兴奋让你感到烦恼不安，你完全可以停一下，稍后再继续哺乳。

暂时性哺乳危机

引起哺乳危机的原因很多，如环境突然改变、身体疲劳、对母乳喂养缺乏信心、产妇月经恢复，或婴儿突然生长加快等。哺乳危机是暂时现象，坚持7~10天危机即可过去。

在此期间，可以采取以下措施：

1. 不要互相比较。每一对妈妈和孩子都有自己的特点。有些人的母乳一开始就会很充足，而有些妈妈要经过一段很痛苦的努力才能跟孩子达成"供需"平衡。

2. 相信自己。先给自己一段时间（6~8周）来适应哺乳，不要只尝试几天，感觉不顺利，就决定放弃。

3. 产后母亲要保持精神愉快，要相信绝大多数母亲完全有能力以母乳喂哺孩子。保证足够的休息。

4. 多吃一些促进乳汁分泌的食物，不要吃避孕药。

5. 坚持勤哺喂，每次喂奶双侧乳房都要给婴儿吸吮。

6. 坚持夜间哺乳。

7. 母亲因患病暂时不能哺乳，应坚持将乳房排空，每天6~8次或更多次。

8. 月经恢复时母乳可能少一些，此时可增加哺乳次数来补救。

最重要的是这个阶段要坚持勤哺喂。宝宝多吸吮，可以刺激妈妈的乳头神经末梢，促使脑垂体产生催乳素，由血液带到乳腺，促进乳汁分泌。

出奶太快

有些妈妈泌乳反射强烈，宝宝吸吮时会有大量乳汁涌出，让宝宝不能轻松吃奶。宝宝嘴巴被塞得满满的，吞咽困难，往往会拒绝继续吃奶。以下几条建议可以帮助你稳定出奶量，让宝宝吸吮顺利：

1. 用手挤奶1分钟左右，直至出奶高峰期过后再让宝宝吸吮。挤奶时用纸尿布接住喷出的乳汁，以免溅得到处都是。

2. 喂奶过程中可以停下来几次，给宝宝拍嗝排气。如果发现宝宝为了赶上出奶速度，开始急促地大口吞咽时，更需要不时地停下来拍嗝。

3. 不要让宝宝躺在怀里吃奶，而是让他呈近90°角坐直了吃奶。

4. 采用橄榄球式抱法，背向后倾，直至宝宝凑到乳房上方。

5. 尝试宝宝叠在妈妈身上的姿势喂奶。平躺下来，让宝宝趴在你身上吃奶。因为乳汁朝上涌出时，不会涌得太快。不要拖延喂奶时间，留意宝宝饥饿的早期信号，不要等到他饿极了才喂奶。

6. 每次喂奶只喂一侧，另一侧留到下次。这样可以使乳汁供给与宝宝需求趋于一致。如果交替喂解决不了问题，试试每3小时喂一侧，比如，中午12点到下午3点喂一侧，3点到6点喂另一侧。如果宝宝刚吃完又想吃，让他吃同一侧乳房。

经过一段时间以后，宝宝会适应你充沛的乳汁供给，因为他的吞咽机制会趋于完善，食量也会增大。

乳房硬块

哺乳期以外出现的乳房硬块多是由于乳房肿瘤、乳腺炎症引起的。但是，哺乳期经常出现的乳房硬块，主要是由于局部乳汁淤积所造成的。

哺乳时剩余的乳汁

如果哺乳时剩余的乳汁每次都积压在乳腺的同一部位，就会引起局部的乳汁淤积。此种情况并不一定是输乳管阻塞，所以只要采用各种各样的喂奶姿势让宝宝均匀地把乳汁吸出，在每次哺乳后把剩余的乳汁挤出就可以消除。

输乳孔炎

输乳孔发炎是由于乳汁的出口被阻塞引起的。如果患了输乳孔炎，输乳孔处就会有黄白色的分泌物。这种黄白色分泌物形成薄膜覆盖了输乳孔，阻塞的输乳管就会妨碍乳汁流出，造成乳汁淤积。此时要请妇科医生用针挑破薄膜，使积压的乳汁流出，硬块即将消失时，还要在乳头上涂抹一些抗生素软膏，以防复发。即便挑破薄膜，乳汁也不能流出时，表明是深处的输乳管发生阻塞。此时需要进一步挤奶，疏通输乳管。

内衣

内衣选择不当也会引起乳汁淤积。哺乳妈妈穿戴的胸罩压迫乳房会导致输乳管阻塞、乳汁淤积。因此，要穿戴乳带或宽松的胸罩。

乳栓

如果在挤奶时认真观察，就会发现有白色的小块随乳汁一同被挤出，这就是乳栓。它是乳汁和脱落的细胞凝结而成的。乳栓会阻塞输乳管妨碍乳汁流出。

乳腺炎

乳汁淤积严重、细菌感染等都会引发乳腺炎。患部肿胀有硬块，如有疼痛感时，那么乳腺炎的可能性很大，具体处理方式见本章乳腺炎的部分。

纤维腺瘤

硬块的表面平滑，可游动，用手挤压也无疼痛感，一般为良性肿瘤。小的良性肿瘤可以不必治疗。乳房、乳腺的良性肿瘤还有脂肪瘤、血管瘤、纤维瘤等。

乳腺癌

哺乳期虽并不常见，但不能完全排除患乳腺癌的可能性。乳腺癌的硬块和乳汁淤积的硬块很难区分。如果不见任何炎症，并且挤奶也无法消除硬块时，就需要去医院通过X线或超声波检查来确认。

> **乳腺症**
>
> 　　乳腺症是指由于卵巢分泌的雌激素失调导致乳腺出现硬块，为慢性疾病。此病经常发生，大小不同。特别是在排卵以后到经期以前的这段时间，硬块会变得更硬，触摸会感到疼痛。而进入经期，肿块就会变得柔软，疼痛也会消失。并且肿块时大时小。与早期乳腺癌的症状相似，但乳腺癌的硬块不会消失也不会变小。乳腺症的硬块会发生癌变，但是极为少见。

哺乳期间意外怀孕

　　通常认为在怀孕期间继续哺乳容易出现流产和早产，但这是极为少见的。正如在妊娠期乳房护理一项中所说的那样，刺激乳头会使脑垂体分泌催产素，催产素可以使子宫收缩，但是只在妊娠后期才会起作用，在妊娠初期和中期进行静脉滴注也不会引起阵痛。因为这一时期子宫对催产素还没有感受力，所以在妊娠初期和早期哺乳也不会导致流产和早产。

　　但是一旦怀孕，胎盘分泌的雌激素就会使母乳分泌减少，所以对于宝宝来说，哺乳的作用与其说是补充营养，倒不如说是通过哺乳密切母子关系。母亲再次怀孕，如果是年长的孩子会十分敏感，会有种被母亲抛弃的感觉。这种心理状态更需要哺乳时母子之间的肌肤相亲。

　　妊娠后期，催产素将会对子宫产生作用，所以哺乳时如感到子宫收缩，就要停止哺乳。尤其是有过早产经历的人，应该断奶。但是曾经流产过的人不必在意，此时即使有流产征兆也可以继续哺乳，因为在妊娠21周以前，催产素还不会引起子宫收缩。

三、来自外界的压力

坚持母乳喂养，有时候是一件异常艰难的事情。最大的困难，其实不在于乳汁的分泌不足，而是来自于一些对于母乳喂养有很深误解的家人，或是一些知识老化的医生。

家里的老人建议补喂配方奶

年轻的母亲一般比较依赖自己的母亲和丈夫的母亲。虽然她们有着丰富的育儿经验，但是由于生活的时代不同，她们对于母乳喂养的认识也与现在不同，所以也不要太偏听偏信她们所说的话。

有时候，家里的老人为了获得对新生儿的看护权，会有意或无意将母乳喂养中出现的问题夸大，试图阻止哺乳妈妈在母乳喂养方面做进一步努力，由纯母乳喂养改为混合喂养，这样，她们也能在新生儿的喂养方面出一份力。老人的初衷是好的，但这样做对母乳喂养的杀伤力却非常大。因为奶粉喂养容易让宝宝产生"乳头错觉"，进而抗拒需要费劲吸吮的乳头，降低吸吮的频率，导致母乳分泌量减少。

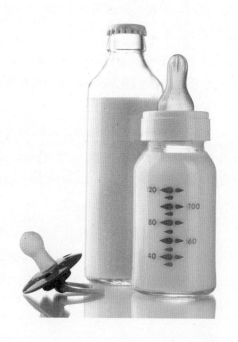

有的老人，在新妈妈母乳分泌量不多的时候，会不自觉地唠叨："怎么连哺乳一个这么小的孩子的奶量都不够啊，想当年，我哺育你们几个的时候，奶汁在喷呢。"这些唠叨会让哺乳妈妈产生焦虑，加重心理负担，进而导致母乳分泌困难。

其实，母乳喂养最需要的，就是哺乳妈妈的坚持和自信。相信母乳，是成功哺乳的前提。

孩子哭，很多时候并不是饿了。他有可能是尿湿了，长湿疹了；有可能只是为了寻找母亲温暖的怀抱；有时也有可能是因为哺乳妈妈饮食不当，导致乳儿过敏……

所以，当母乳喂养遇到问题时，千万不要有放弃哺乳改喂配方奶的念头，而是要找出原因，找到解决的方式，以便母乳喂养更顺畅地进行。最重要的是，哺乳妈妈要自信，放松心情，不要被周围人的言论所左右。

朋友建议补喂配方奶

有时候，当你泌乳不足时，你的朋友也会劝你补喂配方奶。并且，她们会用事实告诉你们，实行人工喂养或混合喂养的孩子一样聪明健康漂亮。当你看到她们吃配方奶的孩子体格健壮，不太哭闹，您可能会感到不安，但是千万不要失去信心，因为母乳喂养孩子的成长状况才是最符合自然规律的。

当医生告知是母乳不足时

母亲总是比较相信医生、护士等专业人员的话，但是也有一些医生往往比较重视宝宝的发育状况，而忽视母乳喂养的重要性。当然，如果宝宝的发育符合标准，医生不会建议补喂配方奶，否则医生自然就会建议补喂配方奶。

宝宝1个月接受健康检查时，如果医生说宝宝是母乳不足，要考虑一下是否为生理性体重减少，重新确认宝宝体重增加情况。如果宝宝平时哭声很大、吮吸有力，检查结果良好，除体重不足以外，并无其他异常，就不会有事。

宝宝3个月时，就不需要太担心他的体重。在3个月健康检查时，如果宝宝除体重不足，其他方面发育正常，也不需要补喂配方奶。宝宝特点已可以看出，即使体重增加缓慢，也不能一概认为是母乳不足。如果宝宝近2个月的体重平均每天增加20克就属正常。

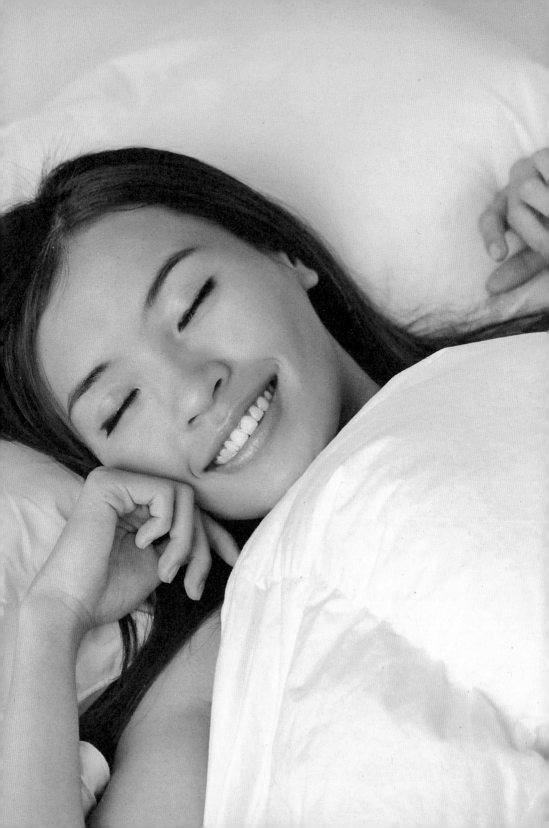

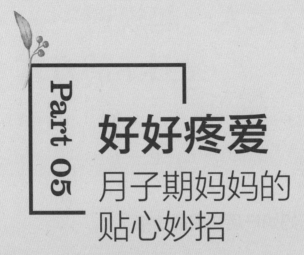

Part 05

好好疼爱
月子期妈妈的
贴心妙招

哺乳的妈妈往往会把目光集中在宝宝身上，宝宝啼哭、长湿疹、尿湿、吐奶等，都会让妈妈担心不已。实际上，哺乳妈妈在照顾好宝宝的同时，还要照顾好自己：第一，你是宝宝的依靠和口粮的来源；第二，只有你将自己照顾好了，才能有足够的精力照顾好宝宝。只有妈妈自身营养充足了，才能分泌出足够的优质乳汁来喂养宝宝，也有利于哺乳妈妈身材的恢复以及将来的健康。

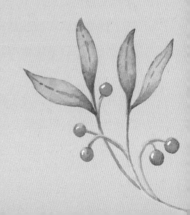

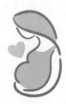

一、与家人一起规划坐月子的方式

产妇坐月子期间，特别需要家人的支持与关心，除了生理上、生活上要细心照料，新妈妈的心情更要被小心地呵护。

关注新妈妈产后初期的情绪

当一个小生命呱呱坠地，新妈妈的生活便随之发生一系列的改变。身体的不适，家务的增加，夫妻关系的改变，哺育婴儿的辛苦，这一切或多或少会给初为人母的新妈妈带来压力，从而产生焦虑、烦躁、委屈、抑郁等负面的情绪。

宝宝的降生关乎整个家庭。在这个阶段，不仅新妈妈面临新的生活，家庭中其他成员也面临新的局面，每个人的角色定位以及彼此的关系都会发生很大的变化。有的家庭中，因为宝宝的到来，丈夫一下子把原本投入到妻子身上的爱转移到了孩子身上，妻子在产前和产后会形成极大的心理落差；有的家庭中存在着重男轻女的观念，由于生了女孩，新妈妈成了家庭中受排斥、受非议的一个人。

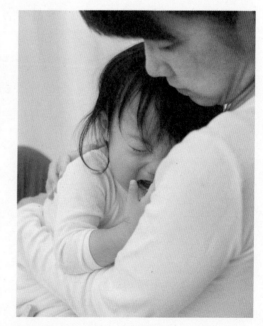

爱是家庭和谐的基础。爱与鼓励的缺失往往会导致新妈妈心情低落、自我怀疑，容易罹患产后抑郁症。家人的理解和支持，对于新妈妈适应产后新生活起着至关重要的作用。

所以，在这里要给所有新爸爸

一些建议：新爸爸对新妈妈要多一些体贴与包容，稳定新妈妈的心情，降低产后忧郁的发生。若发现妈妈经常不由自主哭泣或食欲不佳，要更加引起重视；当新妈妈在照顾宝宝时，因还不了解宝宝的作息或育儿技巧，很容易产生失落感或挫折感，让心情雪上加霜。若是爸爸学习参与照顾孩子的工作，会让产妇有同理心的对待，感激丈夫的体谅，更加专心照顾宝宝，不再感觉孤单无助，更能坚持母乳喂养的持续力。

特别提醒：如果新妈妈的负面情绪持续2周以上无法缓解，则要考虑到专门的心理机构接受专业的指导。

代代相传的生命仪式

在怀孕和产后阶段，女性都面临着莫大的健康威胁，尤其是产后的1个月内，更是女性要恢复十月怀胎所消耗能量的关键时刻。因此，民间的"坐月子"文化，不仅是民俗智慧的传承，更是现代医学也予以肯定的做法。借着"坐月子"的假期，女性一方面可以舒缓怀孕生产一路走来的情绪波折与劳累；另一方面也能获得营养充足的滋补调理，让身体尽早恢复能量满盈、正常运转的状态。

不论古今中外，健康都是一切人类文明的基础，唯有先追求健康，其他的人生目标才有机会实现。而女性掌握着生儿育女的权柄，唯有将自己调养得容光焕发、精神愉快、身心健康，才有能力给予家庭美满、幸福。产妇只有好好坐月子，母子才能健康平安，才有可能共创希望的未来，一家长幼也才能共享天伦之乐，达到中国人所追求的"福禄寿"境界。

坐月子的方式有很多种，至于哪种方式才是最好的，并没有标准答案，适合自己的就是最好的。心情、环境、饮食是主要衡量因素。良好的心情、舒适的环境、均衡健康的饮食，任何一个环节的失误，都会影响产妇的复原以及坐月子的效果。

坐月子时最好能请高中学历以上，受过专业母婴护理的母婴师来照顾，因为在月子里，有素质的母婴师可以教会家人有效地照顾产妇和宝宝，让产妇和宝宝得到更加专业的照顾。若是经济许可，尤其是无家人照顾的产妇，也可考虑到口碑良好的月子中心。

坐月子绝对不要完全让家中老人代为操劳。在娘家由母亲帮产妇坐月子，可能产生护理不得法而进补过多，产妇不活动及和宝宝接触过少，甚至造成母婴的疲累、不适及喂奶不顺；而在婆家坐月子，会带给产妇拘束感，很多产妇想吃什么，怕给婆婆造成麻烦，会觉得不好意思讲，东西不好吃也不好意思拒绝。而且老人没有受过专业指导，无法用科学又有效的方式来照顾不同问题的产妇，若是在月子期间发生误会和两代人产生意见分歧，可能产生产后忧郁症及母婴免疫力下降的问题等。

　　如果在自己小家坐月子，就要请丈夫多花时间照顾新生儿及产妇，帮忙烹调月子餐。需要特别提醒的是，产妇的身体较容易感到不适，也较情绪化，但产妇要学会控制情绪，别任性和发脾气，以免影响身体恢复及给他人带来不良情绪。

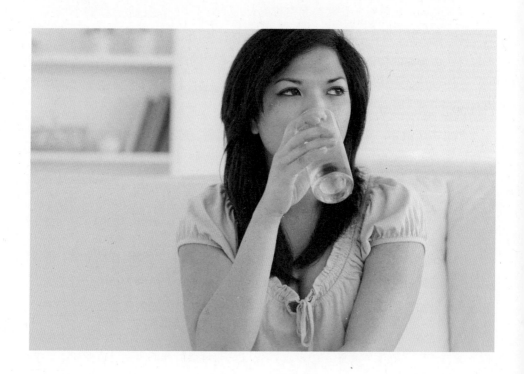

二、生化汤的主要功能是活血

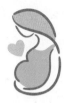

坐月子怎么喝生化汤常是妈妈关心的议题。早些年当产婆接生完小孩,中医师会建议妈妈多吃薏苡仁和木瓜。因为薏苡仁含有麦角醇,木瓜含有木瓜素,可促进子宫收缩。另外一个排除恶露、恢复子宫的办法就是喝生化汤。

生化汤为养血活血的古方,是产妇调养佳品。生下宝宝后,产妇补血及祛除恶露,都可喝生化汤。不论是剖腹产或是自然生产,在宝宝出生后的第1周内,每天饮用生化汤,一天分6次喝,顺产喝7天,剖宫产要喝14天,有助于子宫内污血排出体外,防止血崩,对恢复子宫功能极有帮助。

何谓恶露?产妇生产之后子宫里还未完全排出的子宫蜕膜,经由生化汤的活血作用,如同水库排水,借由水往下冲的力量将蜕膜冲出。这些被排出的血以及所伴随的组织即称为恶露。

产妇应在生产完或出院2周之后不再喝生化汤会比较好。因为这时子宫已经缩小、伤口面积范围亦变小,出血量也不会太多。有些产妇在产后一两周开始喝生化汤,造成原先颜色变淡的恶露又转为鲜红色,令她们误以为体内恶露没完全排净。医院指出:这其实是排身体里的血。

恶露,通常不会在产后1周、2周还持续流着鲜血。这是由于血液堆积在子宫里,站起来走动时由于重力关系或是哺乳子宫收缩,血会被排出。现在的医学较过去发达,医生会在产妇生产之后给产妇开子宫收缩剂来促进宫收缩以排掉恶露,所以妇产科医师通常不建议产妇生完1~2周内饮用生化汤。

尤其是现在医学较发达,一般会用子宫收缩剂来排出恶露,如果产妇再喝生化汤、人参当归汤等具有活血功效的补品,造成血流量又变多。

子宫按摩有利于子宫的收缩和恶露的排出。自然产妇生完之后，发现腹部摸不到子宫时，为了减少出血量就要经常进行环形子宫按摩，直到子宫转硬为止。剖宫产妇通常因为伤口，只能利用子宫收缩剂和止痛药以助子宫收缩。

　　另外，正值经期的女性应避免喝生化汤，以免增加血流量。

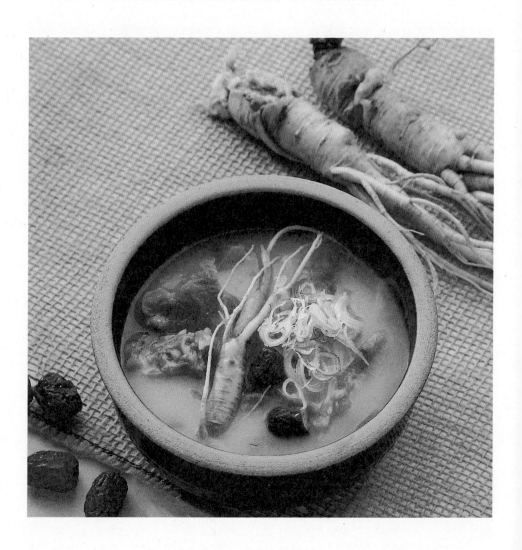

三、有效催乳运动

生产之后，很多新妈妈会有乳汁不足的困扰，往往会请医院帮助催乳，前面也说过，现在大多数医院在这方面都不专业，而不专业的举动往往会适得其反。根据我多年照顾新妈妈，自己自然生产三胎的经验，发明了产后催乳操。这一套产后催乳操一来可以减缓产妇生产后的压力，二来可以让涨奶不适的妈妈们，因为少量的呼吸运动，达到放松的效果，改善睡眠。

产后上肢动作

完全呼吸法

首先，产妇可以选择是坐在床上或是站立，然后吸气，闭气5秒，吐气。吐气时要比吸气还要慢，整个动作过程中要把身体向上挺直。另外注意闭气时间可以随着练习的增加逐渐地加长。

双手伸展运动

延伸完全呼吸法，可以配合双手的动作，将双手如同要伸手去拿向上的东西一般，无限地向上伸，可以帮助脊椎的伸展和身体的放松。

提升肠胃消化动作

将洋甘菊按摩油适量滴在手掌心，双手擦抹在肚子周围，再以顺时针20次、逆时针20次的方式按摩腹部，配合呼吸，可以帮助消化。

反含胸运动

吸气，把单手向脑后弯曲，另外一只手后扳手肘，停住后闭气5秒，吐气，双手慢慢放下，然后再换另一边手做相同动作。

👣 产后下肢动作

❍ 大腿和臀部的提升

产妇可手扶椅背，单腿站立，吸气，把一条腿向后轻抬，脚要尽量伸直，等抬到一个极限点，静止5秒闭气，再轻轻放下；接着换另一条腿做同样动作，重复5次结束。

❍ 腰痛、下肢循环运动

产妇坐在床上，轻轻拍打腿部肌肉，然后再以双手轻抚腰部，配合旋转摩揉的方式，按摩自己的腰部。若丈夫可代劳，那就更好了。因为男人的手掌温厚，会让产妇产生更大的安定感。

❍ 提肛收臀运动

产妇可以坐在床上，双腿盘坐，两脚掌相对重合，把腿平放，以双手有弹力地晃动两边膝盖，增加双腿的弹力；另外也可以吸气同时双手向上伸展，停止5秒后吐气放下，双手上举时，以收肛的方式来收缩阴道，配合呼吸，夹紧双臀等。

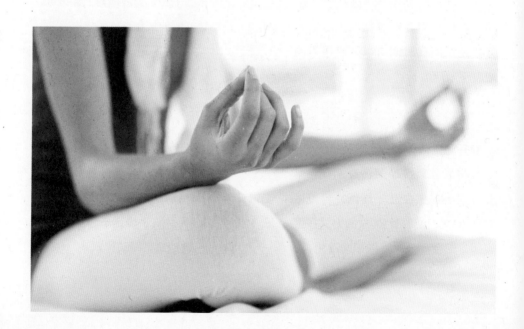

四、保持营养均衡的饮食

由于产妇在分娩时消耗大量体力，流失了大量体液，因此新妈妈产后初期会感到疲乏无力、脸色苍白、易出虚汗。同时，胃肠功能也趋于紊乱，易发生食欲不振、饥不思食、食而无味等现象，再加上乳汁分泌，也会消耗能量。此时倘若营养调配不好，不仅母亲身体难以康复，容易得病，而且还会影响哺乳。所以，月子里的营养调理对新妈妈来说是非常重要的。对于新妈妈产后的营养调理，有以下建议：

产后饮食原则

主张产后妈妈以七分饱的饮食哲学，与宝宝饥饿感同步，勤喂奶，同时注意饮食的营养平衡，妈妈既可以健康坐月子，也不用担心满月瘦身问题。若是配合适当运动，或是被动式的排毒按摩效果更佳。

一日七餐的分配

产妇营养很重要，应少吃多餐，每餐饮食规划见"一日七餐的分配表"。另外，产妇的饮用水有讲究，建议新妈妈坐月子以喝"月子水"为主，如红枣枸杞水、黑豆水、红糖姜水等。

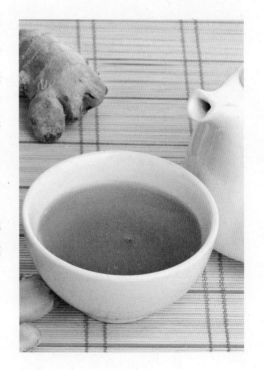

一日七餐的分配表

第一餐	早上6:00~7:00，早餐应该量多而营养全面，可供选择的食物有：酸奶、苹果、粥、豆浆。烹饪方式以蒸、煮、烫为主，去油、去脂肪
第二餐	9:00~10:00，这是上午的点心时间，食物主要以汤水为主
第三餐	12:00，午餐时间。应质精而营养，可以食少量米饭，三菜一汤，菜品应随产妇月子的不同阶段而变化
第四餐	14:00~15:00，下午点心时间。这时可以让产妇喝一些以甜汤为主的汤水
第五餐	17:30，晚餐时间。晚餐最好少油，先饮煲汤，后少量主食，最好6点前吃完
第六餐	21:00~22:00，晚上点心时间。晚上的点心应清爽好消化，甜汤是不错的选择
第七餐	宵夜时间。最好可以为产妇提供宵夜，保证乳汁的供应量。夜宵也一般以汤水为主

在食物搭配时应注意：点心要少甜但含少量酿酒；水果应以少过敏和有纤维为主，又不可以太凉；粥品以流质为主；食材的安排应新鲜，菜肴少调味和少盐为主，以免产妇吃到发霉或太咸的东西造成身体不适和排不出水分导致水肿。

汤品推荐：海鲈鱼姜汤、山药鸡汤、猪肚排骨桂圆汤、清补凉鸡汤、海带番茄排骨豆芽汤、香菇鸡汤、莲藕排骨汤、黄豆猪手汤、木瓜鸡、木瓜排骨汤、南瓜排骨汤、海参鸡汤、蛤蜊鸡汤、花生猪手、鲢鱼头粉皮汤、羊肉清汤、米酒瘦肉汤、红豆汤、紫地瓜姜汤、腰果红豆汤。

甜品推荐：黑米粥、酒酿汤圆、小米粥、杂粮粥、花生小汤圆、牛奶燕窝、冰糖燕窝、木瓜燕窝、冰糖银耳、冰糖雪梨、芝麻糊、杂粮豆浆。

蒸菜推荐：麻油蒸蛋、牛奶蒸蛋、蒸鱼、栗子蒸鸡或排骨、黄酒蒸虾等。

配菜推荐：地瓜叶、菜心、青菜、玉米、松仁、马铃薯叶、苋菜、菠菜、花椰菜、芥蓝菜、百合、虫草花、木耳、荸荠等。

水果推荐：葡萄、樱桃、苹果、木瓜、新疆哈密瓜、香蕉等。

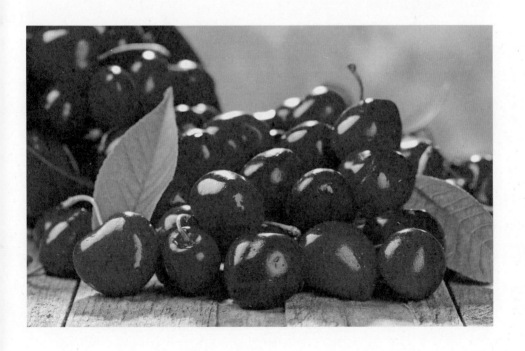

产妇的体质分析

月子期的营养好坏，直接关系到产妇和宝宝的身体健康。月子里滋补很重要，但要科学膳食。

1.寒性体质

寒性体质特征：面色苍白，怕冷或四肢冰冷，大便稀软，频尿，痰清，舌苔白。

适用食物：这种体质的产妇肠胃虚寒、气血循环不良，应吃较为温补的食物，如麻油鸡等。原则上不能太油，以免引起腹泻。温补的食物或药材可促进血液循环，达到气血双补的目的，而且筋骨较不易扭伤，腰背也不易酸痛。

2.热性体质

热性体质特征：面红耳赤，怕热，四肢或手心、足心热，口干或口苦，大便干硬或便秘，痰涕黄稠，尿量少、色黄赤、味臭，舌苔黄或干，舌质红赤，易口破，易长痘疮或痔疮等。

适用食物：宜用食物来滋补，如山药鸡、黑糯米、鱼汤、排骨汤等，蔬菜类可选丝瓜、冬瓜、莲藕等，或吃青菜豆腐汤，以降低火气。

3.中性体质

中性体质特点：不热不寒，不特别口干，无特殊常发作的疾病。

适用食物：饮食上较容易选择，可以食补与药补交叉进行。如果补了之后口干、口苦或长痘，就停止药补，吃些较降火的蔬菜，也可喝一小杯不凉的纯柳橙汁或纯葡萄汁。蛋白质、钙、铁以及纤维素一样不能少。

营养饮食保证月子质量

月子期间，产妇的身体恢复有不同的营养需求，所以我们以一周为周期，安排不同饮食有针对性地补充产妇身体所需要的营养。

产后第1周排之顺畅：活血化瘀、排毒开胃

为了排毒、开胃和促进新妈妈伤口愈合，本周饮食主要选择清淡、开胃、富含优质蛋白和维生素C的流质和半流质食物。

（1）本周饮食原则

分娩后的第1周也称为新陈代谢周。怀孕时妈妈体内的毒素、多余的水分、废血、废气，都会在这一阶段排出，因此，第1周的饮食要以"排毒"为主。同时，产后最初几天，因为身体虚弱，妈妈的胃口会非常差，因此在排毒的同时要兼顾开胃。另外，无论是顺产妈妈还是剖宫产妈妈，本周的饮食中，都还有促进伤口愈合的任务。所以，本周饮食适合清淡、开胃、富含优质蛋白和维生素C的流质和半流质食物。

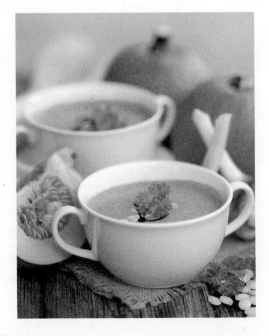

具体来说：分娩后的1~2天，新妈妈会感觉身体虚弱、胃口不好，因此这两天的主要任务就是开胃。在饮食上，应讲究有营养、口感细软、易消化，少食多餐。

产后3~5天，新妈妈要大量饮水以促进肠子的蠕动。饮食可由流质改为半流质，食物要有营养、易消化，可选择蛋汤、米粥、烂面等。

产后6~7天，新妈妈可根据体质将饮食逐渐恢复到正常，可多吃鸡、鱼、排骨等富含营养的食物。这样可以逐渐提升妈妈的奶量，以满足宝宝快速生长的需要。

（2）最适合的食物推荐

麻油：选用低温烘焙的麻油，不会太燥热、火气大，对新妈妈恢复健康有帮助。麻油中含有大量的多元不饱和脂肪酸，而不饱和脂肪酸已被认为是构成细胞不可缺的因子，可以预防血管硬化或老化现象，促使子宫复原。但多元不饱和脂肪酸在高温下容易分解，所以最好以低温来烹煮。

糯米：性平、味甘，能补中益气，产后食用能帮助恢复元气。

米酒：月子料理中，米酒是不可缺少的。米酒能活血化瘀，促进新妈妈血液循环，还利于把怀孕时积存的老旧废物从体内排出外，对于哺育母乳也有很大的帮助。米酒还有助于排除恶露。若恶露已经干净，食物仍然用酒烹调，可能会导致子宫不收缩、淋漓不尽。

姜：必须用老姜，切成薄片，爆成浅褐色后（不可焦黑）方可使用。因为爆透的老姜会对人体产生温和作用，并且会刺激体内脏器，使身体从内部暖和起来，不至于造成口干舌燥、痔疮、咳嗽等现象。此外，姜还具有健胃矫味的作用，可以增加食欲、促进新陈代谢，治疗呕吐、咳嗽及头痛等。

小米：与大米相比，小米中铁、B族维生素的含量要高出1倍至数倍，纤维素也高出2倍以上，因此新妈妈适量进食小米粥有助于体力的恢复。

薏苡仁：清利湿热、利小便、益肺排脓，尤其对排恶露效果好。

香菇：含多种维生素、矿物质和香菇多糖，可增强新妈妈的免疫力。

鸡胗：具有促进胃液分泌、帮助消化的作用，胃胀无食欲的新妈妈应多吃。

鸡蛋：鸡蛋的营养价值很高，富含蛋白质且吸收利用率最高，还含有脂肪、卵磷脂、卵黄素、钙、铁及维生素A、B族维生素、维生素D等。脂肪极易被人体消化、吸收和利用，并且卵磷脂和卵黄素在维护神经系统的健康中有着重要作用。

白萝卜：具有降气、祛痰、止血等功效，更是剖宫产妈妈排气的好助手。

南瓜：所含果胶可帮助妈妈清除体内的毒素，丰富的锌是促进生长发育的重要物质。

猪肝：最理想的补血佳品之一，且含有丰富的维生素A，对眼睛非常有益。

产后第2周：补血养气，补肾养腰

进入月子的第2周，妈妈的伤口基本上愈合了。排除了恶露，经过上一周的精心调理，胃口应该明显好转。这时可以尽量多食补血食物，调理气血。

（1）本周饮食原则

进入月子的第2周，妈妈的伤口基本上愈合了，胃口也明显好转。从第2周开始，可以尽量吃一些补血食物，以调理气血，促进子宫收缩。如猪心、红枣、猪蹄、红衣花生、枸杞子等。

产后会伴随腰酸背痛的症状，传统上所谓吃什么补什么，因此，建议可食用麻油腰花减轻腰酸背痛的不适。在炒麻油腰花时可以加入杜仲，提高效用。杜仲性温、味甘，是固筋骨和强肾的药材。

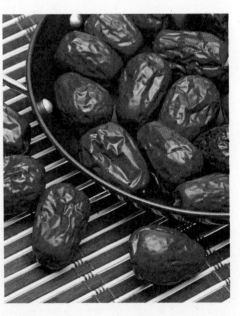

（2）最适合的食物推荐

银耳：滋阴补肾，更是富含膳食纤维的减肥佳品，可帮助妈妈预防产后便秘。

西芹：富含膳食纤维，常食可有效预防妈妈产后便秘。

牛蒡：能清除体内垃圾，改善体内循环，促进新陈代谢，被誉为大自然的最佳清血剂。

猪腰：有强化肾脏、促进新陈代谢、恢复子宫功能、治疗腰酸背痛的作用。

黑豆：含有丰富的植物性蛋白质及维生素A、维生素C、B族维生素，对脚气、水肿、腹部和身体肌肉松弛者有改善功效。

芝麻：富含蛋白质、脂肪、钙、铁、维生素E等营养素，黑芝麻又优于白芝麻。在制作新妈妈食品时，使用适量的芝麻可以改善和提高膳食的营养质量。

产后第3、第4周：强筋壮骨、滋补催奶

产后第3周后，宝宝的食欲增加，而妈妈的身体也逐步恢复到孕前状态，这个时候要加强滋补，多吃一些催奶食物，给宝宝充足的营养。

（1）本阶段饮食原则

产后第3周是"滋养进补周"。宝宝长到半个月以后，胃容量增长了不少，吃奶量与时间逐渐建立起规律。新妈妈的产奶节律开始日益与宝宝的需求合拍，反而觉得奶不胀了。其实，假如宝宝的尿量、体重增长都正常，两餐奶之间很安静，就说明母乳是充足的。如果新妈妈担心母乳不够吃，这时完全可以开始吃催奶食物了。如鲫鱼汤、猪蹄汤、排骨汤等都是很好的催奶汤品。第3周开始至哺乳期结束，菜谱应以品种丰富、营养全面为主。

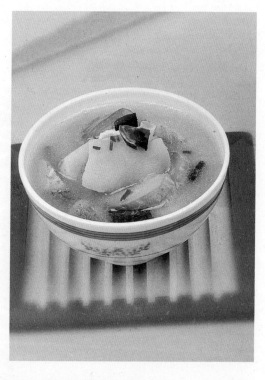

到产后第4周，妈妈身体的各个器官都在逐渐恢复到孕前状态，需要更多的营养来帮助运转，以尽快提升元气。无论是需要哺乳的妈妈，还是不需要哺乳的妈妈，进补都不可掉以轻心，本周可是恢复产后健康的关键时期。

这一阶段，新妈妈的饮食要富含蛋白质，尤其要多摄入优质的动物蛋白质，如鸡、鱼、瘦肉等。豆类虽然有益身体，但过量食用会加重肝肾负担，每天摄入100克即可。

粗粮和细粮都要吃，比如小米、玉米粉、糙米、标准粉，它们所含的B族维生素都要比精米精面高出好多。还要多吃蔬菜和水果，以防产后便秘。

（2）最适合的食物推荐

鲤鱼：富含优质蛋白质，可健脾开胃、消水肿、利小便、通乳。

鲫鱼：富含丰富的蛋白质，可提高子宫的收缩力，还具有催乳作用。

鳝鱼：富含DHA、卵磷脂和维生素A，还有很强的补益功效，对妈妈宝宝都有益。

猪蹄：富含大分子胶原蛋白，是传统的催乳佳品。

红豆：能健脾利湿、散血解毒，适用于产后缺乳并有利于恢复身材。

百合：补虚润肺、镇咳止血、宁心安神，有滋补养神、美肌催乳等作用。

海参：零胆固醇的食品，蛋白质高，适合产后虚弱、消瘦乏力、肾虚水肿及黄疸者食用。

鸡肉：具有补虚益气的功效，能补充体力，促进血液循环，对贫血和虚冷症的新妈妈特别有效。

花生：能养血、止血，可治疗贫血、出血症，具有滋养作用。

山药：有益气补脾、帮助消化、缓泻祛痰等作用，是产后妈妈滋补及食疗的佳品。

菠菜：除含有铁质外，还含有丰富的维生素A、维生素C、维生素E、B族维生素及造血所需的叶酸，是月子餐中不可缺少的蔬菜。

核桃：具有健脑益智、延年益寿的功效，含大量维生素E，有润肤、乌发的作用。

乌鸡：补气虚、养身体的上好佳品，对于产后贫血的妈妈有明显的功效。

牛肉：提高机体抗病能力，在补充失血、修复组织等方面特别适宜。

桂圆：含有葡萄糖、蔗糖及多种维生素，具有补心脾、补气血的功效，适用于产后体虚。

满月：底气的大补

满月才是真正进补的开始，此时妈妈开始有少量的户外活动，乳汁会在这时进入量多的最佳状态，新生儿宝宝也开始增加食量。

妈妈偏食，宝宝缺营养

女性孕期的饮食关系到宝宝胚胎发育过程中的健康与否，哺乳妈妈的饮食则关系到宝宝的健康成长，与孕期的饮食同样重要。

重视铁质的摄入

坐月子的营养摄取方面，建议喂全母乳的产妇继续补充孕妇维生素。因孕妇维生素含有铁质，如此，铁质在乳汁中的含量才可达到平衡。

重视钙质的摄入

有一句话说："生一个小孩，掉一颗牙齿。"此话说明钙质对产妇的重要。医师指出："产妇每日对钙质的需求量是1 200~1 500毫克，除了多摄取含钙食物，也可补充复合维生素。"

重视蛋白质的摄入

伤口愈合需要大量蛋白质，因此坐月子要多补充蛋白质。如深海鱼类含有DHA与不饱和脂肪酸，有助伤口愈合。

少吃易引发过敏的食物

尽量少吃易引发过敏的食物，如笋干、芒果、坚果类食物，根据研究，芒果亦属于高过敏性食物。

低脂、低糖、高纤维类食物为原则

过量淀粉类食物易增加脂肪细胞的累积。饮食宜以低脂、低糖、高纤维为原则。

建议：在肉类的选择，白肉优于红肉。

哺乳妈妈的饮食、生活习惯禁忌

哺乳期间，妈妈的生活或饮食会给宝宝带来直接的影响。因此，一些富含咖啡因或酒精的食物要少吃或不吃，一些不良的生活习惯也要纠正。

不喝烈酒

哺乳妈妈在哺乳期除了吃米酒等传统的下奶食物外，应该禁止喝其他酒。哺乳妈妈摄入过量的酒精会给哺乳带来障碍，对乳儿带来危害。

研究表明，酒精会迅速进入血液，而乳汁中的酒精浓度与血液中的酒精浓度是一样的。如果空腹喝酒，30~60分钟后，乳汁中的酒精浓度达到最高；如果不是空腹，60~90分钟后，浓度达到最高。所以，哺乳期妇女饮啤酒也会影响母乳，并且摄入过量的酒精会影响你对孩子需求的反应能力，酒精进入你的乳汁，可能伤害或刺激你的宝宝。

不吃巧克力

哺乳妈妈在产后需要给新生儿喂奶，如果过多食用巧克力，对婴儿的发育会产生不良的影响。这是因为，巧克力所含的可可碱，会渗入母乳并在婴儿体内蓄积，能损伤神经系统和心脏，并使肌肉松弛、排尿量增加，会使婴儿消化不良、睡眠不稳、哭闹不停。此外，哺乳妈妈整天在嘴里嚼着巧克力，还会影响食欲，使身体发胖，而必需的营养素却缺乏，这当然会影响哺乳妈妈的身体健康，不利于婴儿的生长发育。

不喝茶、咖啡、汽水

茶叶中含有的鞣酸会影响肠道对铁的吸收，容易引起哺乳妈妈产后贫血。而且，茶水中还含有咖啡因，新妈妈饮用茶水后不仅难以入睡，还影响体力恢复。

咖啡及茶中的咖啡因可通过乳汁进入宝宝的身体内，可导致发生肠痉挛或无故的啼哭。咖啡因具有兴奋作用，对需要大量睡眠的新妈妈不利。

汽水中含有较多的磷酸盐，进入肠道后会影响人体对铁的吸收，导致新妈妈发生缺铁性贫血。

不吃辣

辛辣食品如辣椒，容易伤津耗气损血，加重气血虚弱，并容易导致便秘，这样的乳汁对婴儿也不利。

有关专家研究发现，哺乳期母亲的饮食会影响乳汁味道，进而对宝宝未来的饮食偏好产生一定影响。研究结果显示，食物味道在进入母乳后，保持的时间各不相同。如香菜、甘草的成分在食后2小时达到峰值，而香蕉的味道在1小时后就测不到了。

当然，对于姜、蒜、韭菜等味道比较浓烈的食物，建议妈妈少吃，因为这些食物可以影响到乳汁的味道，导致孩子拒绝母乳。

哺乳期里不论妈妈吃什么都是直接影响宝宝的，为了宝宝好，一定要注意自己的饮食，刺激性的东西，尝都不能尝，等断了奶，妈妈们再尽情地吃吧。

不抽烟

哺乳妈妈如果还吸烟的话，会导致哺乳难以进行。研究表明，抽烟的哺乳妈妈催乳素水平偏低，泌乳反射少，乳汁供给量少，也容易提早断奶。而且她们的乳汁中尼古丁含量比她们血液中的尼古丁含量高出3倍。如果必须要抽烟，喂完奶后立即抽，这样你的身体可以在下次喂奶前排除掉一些血液中的尼古丁。尼古丁的半衰期是90分钟，也就是说，你在抽烟1.5小时之后，血液中的尼古丁能排出一半。所以，如果你过3小时给宝宝喂奶，大多数（但不是全部）的有害物质就从你的血液中清除了。下次喂奶时，乳汁中的尼古丁含量还会很高，因为乳汁中的尼古丁含量会高于血液中的含量。事实上，母乳中的尼古丁含量足以引起成人产生尼古丁相关症状。

哺乳妈妈吸烟还会引起宝宝呼吸道及鼻腔疾病，宝宝容易患肺炎、支气管炎、鼻窦感染。婴儿的鼻道对烟雾非常敏感，受到刺激后，会分泌黏液，造成鼻塞，让婴儿难以呼吸。父母抽烟的孩子去医院看呼吸道感染的次数是别的孩子的2~3倍。

哺乳妈妈抽烟，也容易导致婴儿猝死。哺乳妈妈每天抽20支烟以上，宝宝的猝死率增长5倍。如果父母亲都抽烟，宝宝的猝死率再翻一番。妈妈不抽烟，但爸爸抽烟，猝死率也增加。

所以为了宝宝的健康，哺乳妈妈必须禁烟。

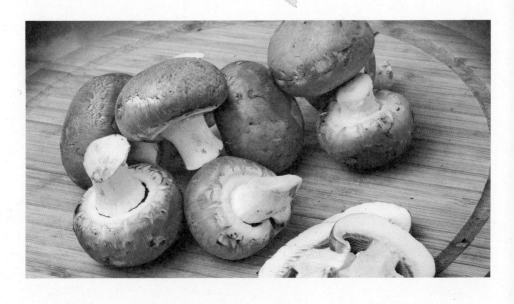

🐾 过敏宝宝先从妈妈的饮食找原因

婴幼儿出生后，最好用母乳喂养。母乳中含有多种对过敏有制约作用的免疫球蛋白及多种抗体，可预防过敏。

授乳的母亲，除注意营养外，最好也不要吃高致敏食物。如果母亲饮食不注意，吃了鱼虾可以通过母乳引起小儿过敏，这样就需要大人注意饮食，避免吃容易过敏的食物，如鱼虾、蘑菇、草莓等。牛奶喂养的婴儿，如出现过敏，应立即停用牛奶，改用人乳、羊奶、豆浆、代乳粉等食物。

对未满周岁的婴儿，不宜喂食鱼、虾、螃蟹、海味、蘑菇、葱、蒜等易引起过敏的食物。

婴儿在增加新食物时，一定要一样一样分开增加。在每添加一种新食物时，要注意观察有无过敏性反应，如出疹、瘙痒、呕吐、腹泻等，一旦出现过敏反应，应停止这种食物一段时间，然后再试用。切忌多种新食物一起添加，而分不清过敏原。

婴儿在喂食后，应立即将口角周围的食物残液擦干净，以防止出现皮肤过敏。

五、悉心调养身体

除了注意饮食营养，为了安全地坐月子，以及为以后的身体健康、孩子的健康着想，新妈妈应该在生活的其他方面也多加注意。

注意伤口愈合的进展

医师指出：坐月子期间，要密切注意伤口的愈合。过去由于缝合技术不发达，老人家会要求产妇在生产完后立即将双腿夹紧、尽量不要活动以助伤口愈合。可是现在生产时一般由医生剪开会阴，通常伤口的愈合时间为14~21天。其实会阴在一剪开后就开始愈合，但要恢复原貌约需一个月。

这也是称为"月子"的原因，在这一段时间内，要特别注意伤口的愈合，伤口愈合期间要注意以下几个方面：

注意阴部清洁

稀释碘酒水来冲洗阴部，并保持伤口干燥。

坐浴促进血液循环

恶露排完后，进行坐浴可促进血液循环，亦可加速伤口愈合，但是时间不要太久，以5分钟为宜。

建议：在水中滴入3滴薰衣草纯精油，坐浴3分钟，能减缓伤口疼痛和下体异味。另外，剖宫产妇，因为插尿管，尿道口疼痛不适，也适用以上方法。除此之外，此方法对改善痔疮或伤口的清洁有很好的效果。痔疮产妇可以每次排便前后，使用薰衣草按摩油或是洋甘菊按摩油，擦在痔疮上或是肛门口内，以减少排便时的摩擦。

🐾 定期复诊

生产完一周后会进行第一次复诊，这主要是确认伤口复原情况，并检查子宫的收缩能力。首次复诊时还能摸到子宫，因此必须开点子宫收缩药让产妇服用。如果伤口愈合不佳，则开点药物让产妇涂抹。之后，一个月再复诊，除了检查伤口的恢复情形、子宫是否下垂，还要进行子宫颈抹片检查。

🐾 适量运动

临床上常见到生过小孩的妈妈，有子宫或膀胱下垂情形，起因是怀孕与生产致使子宫周边的肌肉松弛，年轻时没有感觉，年纪大时会慢慢下垂，可能导致腰酸、尿失禁等情形。因此，产妇趁着年轻要常做运动，适时地运动可以助其尽快恢复窈窕身材。

主动式与被动式运动

主动运动，即是所谓的"凯格尔运动"，收缩骨盆腔；或是具有提腰功能的提拉彼斯操，抬高臀部并收缩，每天做3~4次，每次1~20分钟，至少持续3个月才会改善。

可是根据经验，很少有妈妈会有这么好的恒心与定力。因此，"被动运动"是另一种选择。产妇坐在医疗用的磁波椅上，由磁波来收缩、强化骨盆腔的肌肉功能。

建议：还可以采用芳香疗法作为产妇的被动式运动，一个3小时的全身按摩，是恢复身、心的好方法，期间，呼吸可以带动身体的带氧功能；为产妇量身定做的按摩法，可以替产妇减缓月子个人问题，如胀奶不适、无法入眠、头痛和食欲不良等心理问题。

产后体形修复操

如何在产后尽快恢复体形，是每个新妈妈都关心的事情。下面介绍一些简单易学的动作，可供新妈妈锻炼时参考：

腹部锻炼。仰卧床上，将手放在肩上，深吸气使腹部膨胀，然后轻轻呼气，同时用力收缩腹部肌肉，使腹部下陷。从产后第2天开始做至产后第4周，有利于恢复松弛的腹部。

上肢锻炼。平卧床上，两腿稍稍分开，两臂呈180°平伸，然后慢慢抬起双臂，保持肘部平直，抬至双手接触时，慢慢放下双臂。从产后第2天做至产后第4周，有利于恢复双臂及胸部肌肉的力量。

下肢腰背肌锻炼。平卧床上，双臂放于身体两侧，与身体稍微离开，然后轻轻抬起双膝、臀部及后背，使身体呈弓形。从产后第3天做至第4周，有利于恢复大腿肌肉及腰背部肌肉的力量。

腹肌及臀部锻炼。仰卧床上，双膝及臂弯曲，以双肘及双足支撑，向上翘起骨盆部；在抬头的同时，用力收缩臀部。从产后第4天做至产后第6周，有利于恢复松弛的腹部及臀部，减少脂肪。

背部、腹部及臀部锻炼。保持前臂和小腿并拢，以肘膝为支点趴跪于床上（可在前臂下垫一枕头）。然后后背向上弓形隆起，用力收缩臀部及腹部，接着放松还原，同时深呼吸。从产后第6天做至产后第7周，有利于背、腹、臀部的恢复。

胸膝卧位。跪于床上，并使脸及胸部尽量贴近床面，两腿并拢，屈臂，上体向下，头转向一侧。此动作每次保持10分钟左右，每天做2~3次，可防止子宫后倾，促进恶露排出。从产后第14天开始做，不可过早进行。若新妈妈身体弱，也可用俯卧代替。

肛门及阴道肌肉锻炼。平卧床上，两脚交叉，大腿并拢，尽量收缩会阴及肛门肌肉，稍坚持一会儿再放松。如此反复进行，对会阴部及阴道肌肉张力的恢复、预防子宫脱垂、增强性功能都十分有益。

和宝宝一起做运动

哺乳的妈妈大多数围绕宝宝转，很少能腾出时间来专门做运动，不过，你可以选择和宝宝一起做运动。

1. 带宝宝一起去散步

喂完奶后，你可以抱着宝宝在小区里快速走半小时到一小时，这样能起到一箭三雕的作用：①宝宝的重量加上你自身的重量，比你单独走路负荷更重，能加强运动效果；②兜着宝宝散步，能让宝宝更多地接触外面的世界，你可以介绍周围的环境和人物，教宝宝认识这个美丽的世界；③兜着宝宝散步，容易安抚宝宝的情绪，让宝宝停止哭闹，听着妈妈的心跳和呼吸声，宝宝往往能心平气和，安然入梦。

2. 边锻炼边和宝宝一起玩

如果你的宝宝尚不能坐立，你可以在做仰卧起坐时，将宝宝放在你的腹部上，双手叉着宝宝的两腋来做运动。如果你的宝宝可以坐立，你可以让宝宝坐在一旁，放一些玩具，一边做运动，一边和宝宝说话。或许，宝宝对你的运动非常感兴趣，还看得津津有味呢。

3. 与宝宝共舞

如果外面天气不好，阴霾满天，不如放点轻柔的音乐，抱着宝宝或者用背巾背着宝宝跳一支舞吧，不但能减肥，还能让你和宝宝的情绪变得轻松愉快。

4. 亲子瑜伽

如果你是瑜伽爱好者，这时不妨练习一下亲子瑜伽吧。不过，开始的时候，最好有专业教练的指导，以免伤着宝宝或者扭伤你的肌肉。

5. 和宝宝一起去逛公园

哺乳妈妈也不要一直宅在家里，可带宝宝出去逛逛公园、晒晒太阳，对妈妈和宝宝的健康都有好处。

避免感冒

哺乳妈妈及婴儿的居室应清洁明亮，安静宜人，空气新鲜，冬天温暖，夏日清凉，温度适中。夏天应慎防中暑，但开窗通风时，应避免对流风。哺乳妈妈要避开风口，不能用电风扇或空调直吹，以防母婴受凉感冒。应避免过多亲友来探望，以保证母婴休息，防止空气污浊，带入病菌。

不生气

乳汁的分泌与精神情志因素有密切的关系。中医认为，肝喜条达，主疏泄。疏泄有度，则乳汁分泌如常。产时失血，血虚火动，肝气易郁，若产后情志不遂，肝失条达，疏泄失司，乳汁运行受阻而产生缺乳。《格致余论》："乳子之母，不知调养，忿怒所逆，郁闷所遏，厚味所酿，以致厥阴之气不行，故窍不得通，而汁不得出。"因此哺乳期应保持精神愉快，心情舒畅，避免因情志不畅而发生乳汁不足或其他乳病。

如果妈妈"发脾气"后，正好到时间给宝宝哺乳了，也不要太着急，先给宝宝喂些配方奶粉，不要让宝宝饿着，切勿在生气时给宝宝喂奶，否则不利于宝宝的健康。

继续给宝宝哺乳，最少要过半天，而且最好在给宝宝哺乳前挤出一部分乳汁，用干净的布擦干乳头后再哺乳。

乳房的保养

哺乳期，由于乳腺发育，乳房变大变重，合理地选择内衣是非常必要的。此外，还要选择易于哺乳的服装，最好是前面开口的衣服。一般来说，在生产前，你就会预备几件哺乳的衣服，不过，在产后第2周，你的乳房大小基本确定了，你可以购买更多合身的胸罩。

在寻找最合适的胸罩时，你应该考虑以下因素：

1. 杯罩应由透气布料制成

宜选择100％的棉或是可以让皮肤透气的某种新型合成材料制成的胸罩。很多合成材料不透气，会导致乳头周围持续潮湿，促使细菌生长，引起疼痛。不要购买有塑料衬里的胸罩。

2. 哺乳胸罩应合身舒服

过紧的胸罩容易造成输乳管阻塞，在有肩带和铁丝的部位堵住奶流，发生乳房感染。

3. 胸罩在杯罩打开的情况下也能从下面支撑乳房

胸罩在杯罩打开的情况下也能从下面支撑乳房，这样使喂奶更轻松，而且合上胸罩也更省事。

4. 胸罩的副翼应该便于单手解开

胸罩的副翼应该便于单手解开。如果你能用一只手就把胸罩重新系好就更好了。记住，你的另一只手里抱着一个饥肠辘辘的宝宝。要想在公共场所隐蔽地喂奶，选择你不需要看也可以打开搭扣的胸罩。

5. 避免铁丝，尤其在产后的头几周

如果你选择了有铁丝的胸罩，对合身与否要十分挑剔。乳房中的产奶组织向内一直延伸到你的胸腔，向上到达你的腋窝。铁丝除了会戳到你，让你烦扰之外，还会在该区域堵住输乳管。

六、新手爸爸 快速入手的妙招

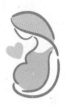

父爱对宝宝的影响远不止于智力，还涉及体格、情感、性格等方面。父亲对孩子情绪的感染效果明显，以至父亲的一举一动、一怒一笑都在潜移默化地影响着自己的孩子，对孩子的成长有着独特的作用。

大量的研究资料表明，与父亲接触少的宝宝，体重、身高、动作等方面的发育速度都会落后些，并普遍存在焦虑、自尊心不强、自控力弱等情感障碍，表现为忧虑、多动、有依赖性，被专家称为"缺少父爱综合征"。

父亲在孩子的一生中扮演着重要的角色，家庭里应提倡、增加父亲与孩子交往。胎儿时期，父亲就应该参与孩子的成长，父亲的参与还会让新妈妈体会到丈夫的关心和爱护，心理得到安慰。

陪产前先做功课

建议要陪产的准爸爸们，一定要先参加妈妈教室课程。妈妈教室课程中，有关准爸爸陪产应先了解的卫生教育内容包括：影响分娩的因素、怀孕危险征象、生产征兆、怀孕身体解剖、生产过程、生产时可能使用的药物、拉梅兹生产法及呼吸技巧、如何在产房使用拉梅兹生产法、产前运动练习、产前准备及注意事项、亲子同室及母乳哺育、如何准备生产用物等。这些课程有助于准爸妈一起迎接新生儿的到来。

准爸爸对怀孕生产的过程以及生产中可能遇到的问题都有一定的认识后，在面对生产的紧急状况时，也不致惊慌失措。准爸爸也会知道医护人员的处理是否妥当，而不会频繁要求医护人员边处理边解说。

尤其在遇到紧急状况时，医护人员必须要把握时间，甚至需要请小儿科医师来一并紧急处理，不了解情况的准爸爸若在旁不断提问，或仍然在旁边拍照，会影响紧急处理的时间和程序。医护人员希望准爸爸能跟医疗人员相互配合，让他们可以集中注意力在处理生产的问题上。

准爸爸陪产须知

1.准爸爸应先接受产前妈妈教室的卫生教育课程，了解孕产程序与处置。

2.产妇经医师诊断可自然分娩，并征得医师同意后才能陪产。

3.进产房前，需至准备室洗手，并更换隔离衣帽、戴口罩等，由护理人员带入产房。

4.准爸爸生产时站于产妇身侧，并陪同指导产妇呼吸及用力等。

5.准爸爸的行动不能干扰正常的产房作业程序。

6.待新生儿出生并护理完毕，爸爸可离开产房更衣至家属等候区休息。

教爸爸妈妈给宝宝换尿布的方法

喂奶、换尿布和给宝宝穿衣服，都是照顾宝宝的基本功，掌握正确的方法，会让宝宝更舒服！

1. 宝宝哭闹时，可能是需要换尿布了，换尿布前先检查尿布的颜色是否变色。

2. 把宝宝的裤子脱下，再把新的尿布放在宝宝屁股下铺平放好，以防宝宝脱尿布时再度尿尿。

3. 若是要换新的衣服，先把要换的衣服铺平放好。

4. 现在开始换尿布，首先打开旧尿布的胶带并贴好，以防换尿布时粘到宝宝的皮肤。

5. 把脏的尿布折好放在宝宝屁股下方，取一张湿纸巾，把宝宝的屁股擦拭干净。

6. 擦女宝宝的肛门部位时，可以先抬起宝宝双脚以方便清理大面积的不洁处。

7. 当清洁好宝宝的屁股，可以把脏的尿布折好抽出，防止排泄物渗出污染空气。（擦屁股时，纸巾不能来回擦拭，以免交替感染。）

8.接着就可以着手给宝宝换上新的尿布了。

9.一手拉开尿布上方，一手打开贴布。

10.将胶带展平在尿布的前方贴牢。

11.用指头将尿布褶皱处拉平，这样才不会使宝宝尿液渗出和挤压到宝宝的皮肤。

12.因为宝宝通常大腿肉较多，所以要尤其注意是拉平大腿上方的褶皱。

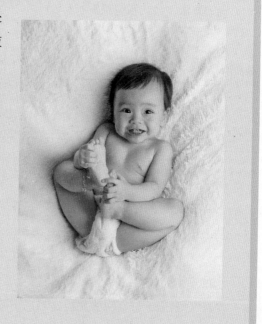

13.换尿布大功告成，宝宝舒服啰！

教爸爸给宝宝穿衣服的方法

给宝宝穿衣服的时候，动作一定要轻柔自然，以免伤害宝宝的关节。给宝宝穿衣的方法如下：

STEP 01

1.袖子是最难穿的部位。首先要将袖口收捏在一起，先穿右侧。

2.一手握住宝宝右臂肘关节处，一手抓住宝宝团在一起的右手指，使其握成拳头。

3.将宝宝的右手臂拉伸到衣袖中。

4.将已穿好的一侧衣服拉平。

5.用左手托起宝宝，将衣服塞入到背部。

6.用右手拉着宝宝的左手臂，使宝宝向右侧躺。

7.用右手将衣服从宝宝背部拉出。

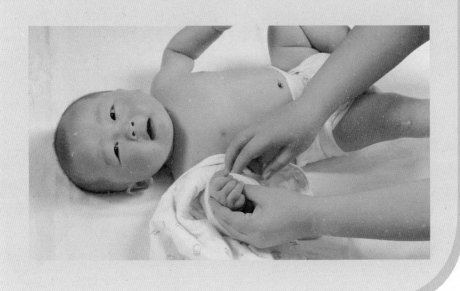

STEP 02

1.接下来穿左侧衣袖。先将袖口收捏在一起。

2.一手握住宝宝左臂肘关节，一手抓其手指，握拳，将左臂拉入衣袖。

3.将宝宝的上衣拉平。由上往下扣上扣子。

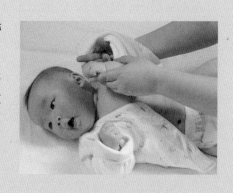

STEP 03

1.接下来要给宝宝穿裤子了。先将宝宝右侧裤管用手捏住。

2.一手抓住宝宝的右脚，一手将右侧裤腿对住宝宝的脚丫，将宝宝的右腿套入裤腿中。用同样方法穿好左裤腿。

3.一手提着宝宝右侧裤腰，一手将宝宝的右腿在裤管里拉直，然后拉直左裤管里的左腿。

4.现在，宝宝的衣裤就全部穿好了。

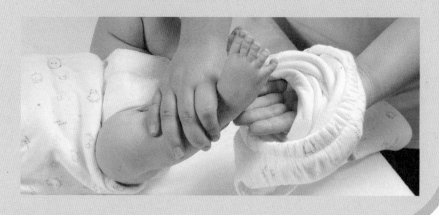

教爸爸给宝宝脱衣服的方法

STEP 01

1.先让宝宝平躺在一条铺好的浴巾上。

2.从上向下解开所有的扣子。

3.先脱右边。一手握住宝宝的右臂肘关节，稍微弯曲后，一手拽住袖口。

4.拉出宝宝的右手臂，将宝宝的身体微侧，衣服塞入宝宝背后身体的一侧。

5.接下来脱左边。一手握住宝宝的左臂肘关节，稍微弯曲后，一手拽住袖口。

6.拉出宝宝的左手臂。

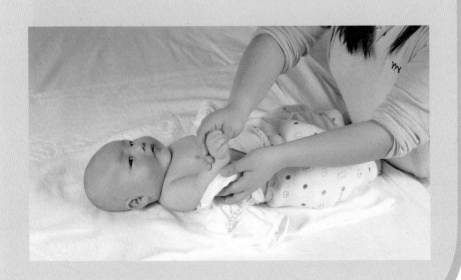

STEP 02

　　1.用左手托起宝宝，手掌应放在宝宝颈部和背部之间，右手则将衣服从宝宝的背部下面拉出来，顺势将衣服完全脱下。

　　2.接下来，要给宝宝脱裤子啦。用一只手握住宝宝的双脚，另一只手则拉住宝宝的裤腰，将裤子拉到臀部。

　　3.将宝宝的裤子轻轻拉下。

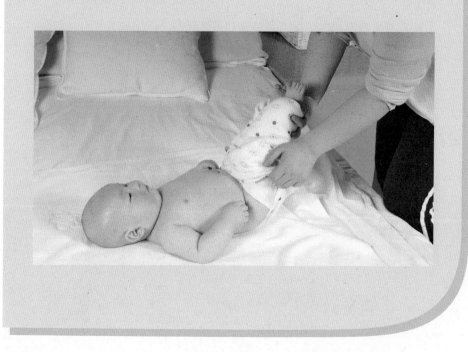

新生宝宝享受爸爸的抚触按摩

抚摸是宝宝的一种生理需要，也是宝宝的一种心理需要。从指尖小小的动作，宝宝可以感受爸爸妈妈的疼爱与关怀。缺少爸爸妈妈爱抚而长大的宝宝，容易与爸爸妈妈关系疏远，甚至造成宝宝心理不健康。爸爸妈妈们动动你们的手指，把爱和关怀传递给宝宝吧！因为宝宝期待你的爱抚！

1.爸爸可以靠着床背，屈腿把宝宝放在腿上，面向自己。我们先来按摩一下眉心，宝宝看清这是爸爸哦！

2.轻柔地给宝宝揉揉太阳穴。

3.爸爸用拇指由宝宝的眉心向两边来回滑动，轻轻按摩宝宝的眉骨。

4.再从嘴角两边向上扬，来，给爸爸笑一个。舒服的动作，宝宝会有互动，爸爸可以把这个动作重复几次。

5.小脚捏一捏，要慢慢地、轻轻地。

6.来，爸爸也不要忽略宝宝的小手，轻轻地揉揉宝宝的小手吧。

7.还有小肚子，顺着肚脐，爸爸替宝宝按摩肚子，圆圆的小肚子，摸起来真舒服。

8.爸爸再来帮宝宝按摩一下胸口吧，顺着心窝向肩膀两侧延伸，刻画爱你的心。

9.揉揉肋骨下方的胃，轻轻地，舒服吧！

10.爸爸两手交替按摩宝宝的肚脐上方。

11.接下来，左右手臂也来捏一捏。

12.还有小耳朵，轻轻地捏一捏吧，耳朵上有好多穴位呢。

给爸爸的喂乳方法指导

母乳喂养是吃妈妈的奶，但若是母乳挤出或是以奶瓶喂奶，爸爸可以在有空时，也参与喂奶的工作。产妇看到爸爸和新生宝宝的亲近，会产生满足和幸福感，而不会认为母乳喂养是一个人的责任，尤其母亲在休息时或是太累时，可以选择让爸爸喂奶。产妇生产完需要关爱和拥抱，此时父亲的角色尤为重要。父亲温暖宽大的双手，轻抚宝宝和搂抱产妇，会让两个虚弱需要帮助的家人，得到十足的安全感。

1.新手父母最大的困扰，就是母乳喂养如何百分百成功？母亲一抱，宝宝就会闻到母乳的香味，立刻产生寻乳动作。

2.母亲喂母乳时，如果有父亲参与，会有意想不到的结果。宝宝饥饿时哭泣，可以让宝宝稍微哭一会儿，可以先和他沟通说话，不要急于喂奶。

3.这时爸爸可以和母亲一起和宝宝沟通，等宝宝安抚好后才喂母乳，以免急促下喂乳而造成呛奶。

4.先让宝宝产生嗅觉感知，闻闻妈妈的味道。你看，宝宝的情绪已得到安抚了。

5.妈妈这时要做好准备了，清洁乳头、上厕所、喝完汤水，以舒服的坐姿坐好。要知道：妈妈好宝宝才好。

6.当宝宝吸第一口奶时，乳头会有点疼痛，但是请妈妈做做深呼吸，放松后，一会儿就不会痛了。尤其肩膀不要抬起，全身放松。

7.大约1分钟后，宝宝不急不缓地喝着前奶，妈妈可以调整自己的姿势，以免喂久了腰酸背痛。

8.这时可以在宝宝下方放个枕头或是毛巾支撑，以免手酸。

爸爸也是好帮手哦，宝宝吸吮累了，会稍做休息，但是怕宝宝没吃饱就入睡，爸爸可以这样做：

9.妈妈先检查乳房是否有些乳汁没有吸完，还有可以动动乳房唤醒宝宝再起来吸奶。

10.宝宝靠着妈妈的体温，很容易放松入睡，爸爸可以动手轻抚宝宝双腿、摸摸小脚。

11.小脚有反应，也开始吸吮了。宝贝在吃奶时要让他吃饱，也是种良性运动。爸爸妈妈辛苦了！

12.爸爸和妈妈可以讨论宝贝像谁。支持妈妈喂乳的动力，就是爸爸。

13.一边奶吃足15~20分钟了，宝宝我们换边吧。如果宝宝还在吸啊，怎么办？

14.不要用力拔出，以免弄伤乳头，可以等宝宝不动时，下压宝宝下巴，再拔出乳头。

15.现在来检查宝宝有没有吸到后奶，若是乳房还有乳汁硬块，可以轻压按揉乳房帮助宝宝吸吮。

16.妈妈也可以亲吻宝宝的小手，鼓励宝宝吸奶。

17.小脚也要来揉揉哦，这样宝宝不会因为吸吮的满足感而没吃饱就入睡。

18.现在，我来指导一下妈妈如何让宝宝正确含乳。先让宝宝闻一下乳头，张嘴时再送入乳晕，不可以只含乳头哦。

在此，爸爸也来摸摸宝宝，揉揉宝宝的小耳朵。看吧，宝宝又开始吃奶了。

19.妈妈口渴了，爸爸好贴心。一手拿着汤碗，一手还摸着宝宝，这就是幸福。（妈妈喂奶时会有饥饿感，容易腰酸、肩颈酸痛，若是爸爸体贴，能让产妇远离抑郁。）

20.喂母乳可以唤醒丈夫对妻子的关心，还可以让全家都有参与感。宝宝一出生就知道谁是他最亲爱的人，因为还在肚子里他就能辨认爸妈的味道和声音。

爸爸耐心哄宝宝很有效

对于新手爸妈来说，哄宝宝似乎是一件非常困难的事。特别是对于粗枝大叶的爸爸来说，想要哄哇哇大哭的宝贝更是无从下手。其实想哄宝宝并不难，下面跟我一起来学习，怎么让哭闹不止的小家伙安静下来呢！

当宝宝紧闭双眼，不和外界沟通而狂哭时，爸爸怎么安抚宝宝的情绪？

①首先把宝宝轻轻抱起，距离自己20厘米左右，和宝宝面对面，并轻唤宝宝的小名。

②爸爸哄宝宝的时候，坐姿要舒服，肌肉要放松，因为你的情绪也会影响宝宝的情绪。接着让宝宝贴近自己的胸膛。若宝宝紧张，可以和宝宝轻柔地讲话，安抚宝宝的情绪。

③爸爸还可以用自己的呼吸和脸部去贴近宝宝的头部。你看，宝宝不哭了，情绪得到了安抚。记住，千万不要晃动得太厉害。

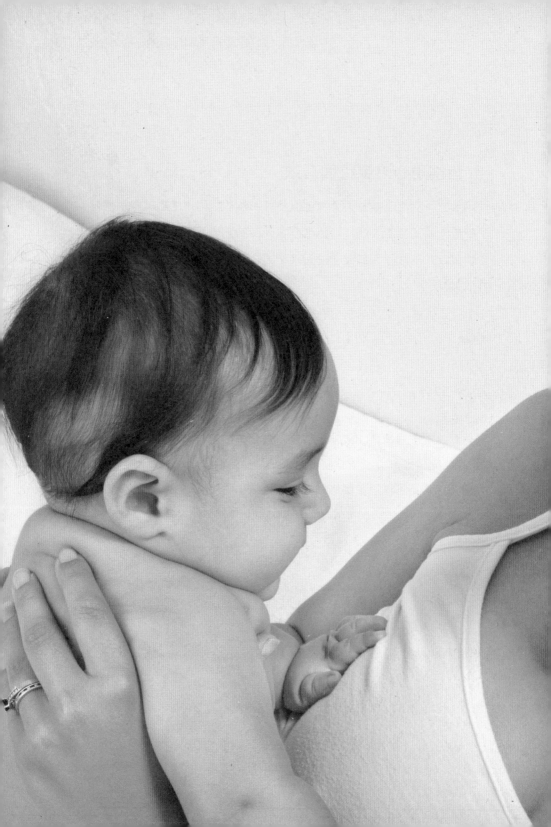

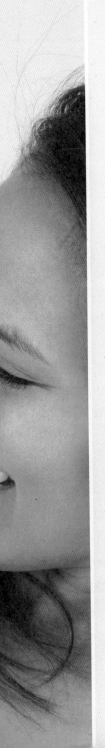

Part 06

健康营养的
断奶好时光

什么时候该添加辅食？什么时候给宝宝断奶？这是每个哺乳妈妈都会遇到的问题。许多妈妈会纠结于是4个月给宝宝添加辅食还是6个月给宝宝添加辅食，却对宝宝给出的需要辅食的信号视而不见。不少妈妈看到宝宝喝母乳时香甜的样子，心里想着"应该"断奶的时候却断不掉……由于偏见和信息缺乏，妈妈们对添加辅食和断奶有着错误的认识。

其实，无论是添加辅食还是断奶，都是一个自然而然、循序渐进的过程。当宝宝需要吃母乳之外的食物时，宝宝即便不会说话，但他会用别的方式给出信号。当宝宝不需要喝母乳时，他会渐渐地减少喝母乳的次数，直到用别的食物全部替代母乳。任何"应该""是时候"之类的行为都是不科学的。当然，当你不得不给宝宝断奶时，你也要采取一定的技巧，给宝宝制造一个逐步适应的过程。

一、适当延长哺乳时间

知道母乳喂养好处的妈妈，总是会在条件允许的情况下尽量延长哺乳时间。美国儿科医学会建议至少母乳喂养1年，而世界卫生组织（WHO）建议全世界的妈妈母乳喂养到孩子2岁或2岁以上。其实延长母乳喂养时间，对宝宝和妈妈都有好处。

对宝宝的好处

增强免疫力。前面说过，母乳里的营养成分会根据宝宝的成长需要而做相应的调整，每一位妈妈的乳汁都是为宝宝的独特性而设计的。所以，即使宝宝已经开始品尝各种各样的辅食，不像6个月大时那样完全依赖母乳，他仍从母乳中获得有用的免疫物质，保护他不受各种病毒的侵袭。

让宝宝的营养更均衡。当然，一般来说，过了1岁的幼儿会吃丰富的辅食，但这个时期的幼儿饮食存在很多问题，如有的宝宝不爱吃辅食、有的挑食等。如果能喂养母乳，为宝宝的成长提供各种各样的营养素，就能弥补这些缺陷，为宝宝的健康成长提供足够多的养分。

生病时的营养补充剂。0~3岁的婴幼儿经常会受到病毒的侵袭，导致感冒、发热、腹泻等。当宝宝生病时，他的食欲会急剧下降。而这时，甘甜的母乳则成了宝宝最好的营养补充剂，你也不用为了哄宝宝多吃两口食物而费心费力。更何况，喝了母乳的宝宝可以减少脱水的概率。

紧张时的抚慰。从婴儿时期开始，很多宝宝就习惯于频繁地寻找奶头，哪怕不饿，只是为了能够在妈妈的怀里舒舒服服地躺一会儿，听听妈妈的心跳，感受妈妈的体温，能在熟悉的气味中，感受母爱，获得安全感。幼儿期也一样，当宝宝紧张或者害怕时，喝点母乳，在妈妈的怀抱里能很快恢复平静，甚至安然入睡。

对妈妈的好处

母乳喂养比较容易安抚情绪激动的幼儿。幼儿不能很好地调节自己的情绪，当遇到挫折或者要求得不到满足时，幼儿往往会大发脾气或者哭闹不止。这时与其疲于哄他，还不如撩起衣襟进行一次哺乳，这样，他的情绪往往能很快平复下来。

母乳喂养比较容易哄宝宝入睡。幼儿是非常喜欢玩耍的，有时候，玩"野"了的话，哪怕时间很晚，他都没有一点儿睡意。如果你只是语言告诫他"时间很晚了，该睡觉了"，他往往会置若罔闻。如果你关掉灯，让他强行睡觉，那结果是你还得费劲去哄一个哭闹的宝宝。但是无论是兴奋的宝宝还是玩累了的宝宝，他们都不会拒绝在睡前来一顿可口的母乳大餐。这样，他们就会收拢玩心，很快入睡。

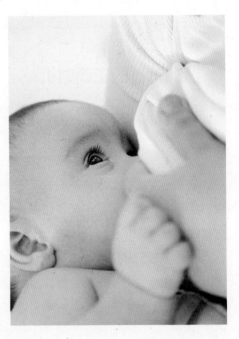

预防癌症和避孕。有研究表明，比起生产过却从未哺乳过的妇女，哺乳25个月以上的妇女患乳腺癌的概率要低得多。另外，大多数妇女在哺乳1年后，能通过延长哺乳，享受到更长时间的自然避孕。

享受亲子时光。宝宝成长中，有多少时光是能和妈妈在一起呢？等到3岁了，上幼儿园了，他会有自己的朋友；上学了，有同学和老师……而真正能朝夕相处、感受和宝宝亲密无间的时光，恰恰是哺乳时光。母乳是神奇的，它能连接妈妈和宝宝的心。当抱起宝宝时，他柔软的小嘴吮吸你饱满的乳房时，你会感到千丝万缕的母爱化成一股股热流，奔腾在乳房里，喷涌出来。

二、添加辅食的必要性

　　给宝宝添加辅食，并不意味着停止哺乳。添加辅食，一是因为随着宝宝的逐渐长大，他需要辅食来补充营养；二是吃奶的宝宝要逐渐学会咀嚼和吞咽固体食物；三是为了能够离开母亲独立生存所做的重要准备。

添加辅食的正确时机

　　母乳是宝宝最好的营养，它完全可以满足4个月前宝宝的生长发育需要，通常宝宝1~3个月时，只需喝少量的菜水、果汁，补充一定的维生素，不需给予任何辅食。实际上，许多宝宝都无法适应过早添加辅食。

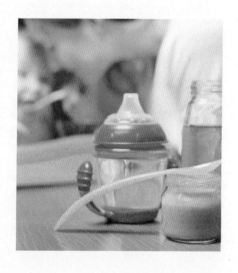

　　有的母亲担心母乳不足影响了宝宝的发育，希望给宝宝更多的营养，因此过早地给宝宝添加辅食，这样做常常会适得其反。过早地吃米粉等辅食，可导致宝宝蛋白质摄入不足，影响体格生长和脑发育。

　　有的母亲觉得母乳充足，有足够的营养喂养宝宝，而推迟添加辅食。其实4个月后母乳中铁的含量越来越少，需要从辅食中得到补充。有的父母觉得添加辅食太麻烦，索性将米粉、奶糊装进奶瓶让宝宝喝，或者干脆推迟添加辅食，这些做法都是错误的。学习吃辅食对宝宝而言是一种全新的尝试，不仅可以获得更多的营养，刺激牙齿、口腔发育，训练咀嚼及吞咽功能，更是宝宝迈上新的成长阶梯的起点。

　　一般从4~6个月开始就可以给宝宝添加辅食了。混合喂养或人工喂养的宝宝4个月以后就可以添加辅食了，而纯母乳喂养的宝宝要晚一些。但每个宝宝的生长发育情况不一样，个体差异也不一样，因此添加辅食的时间也不能一概而论。

父母可以通过以下几点来判断是否开始给宝宝添加辅食：

体重

体重需要达到出生时的2倍，即至少达到6千克。

吃不饱

比如宝宝在晚上原来能一觉睡到天亮，现在却经常半夜哭闹，或者睡眠时间越来越短，每天母乳喂养次数增加到8~10次或喂配方奶粉1 000毫升，但宝宝仍处于饥饿状态，一会儿就哭，一会儿就想吃。当宝宝在6个月前后出现生长加速期时，是开始添加辅食的最佳时机。

发育

宝宝能控制头部和上半身，能够扶着或靠着坐，胸能挺起来，头能竖起来，还可以通过转头、前倾、后仰等来表示想吃或不想吃，这样就不会发生强迫喂食的情况。

行为

如别人在宝宝旁边吃饭时，宝宝会感兴趣，可能还会来抓勺子、抢筷子，说明宝宝对吃饭有了兴趣。

伸舌反射

很多父母都发现刚给宝宝喂辅食时，宝宝常常把刚喂进嘴里的东西吐出来，认为是宝宝不爱吃。其实宝宝这种伸舌头的表现是一种本能的自我保护，称为"伸舌反射"，说明喂辅食还不到时候。伸舌反射一般到4个月前后才会消失。如果在消失之前坚持喂辅食，一味地硬塞、硬喂，不仅父母很有挫折感，宝宝也觉得不愉快，不利于良好饮食习惯的培养。

吃东西

如果当父母舀起食物放进宝宝嘴里时，宝宝会尝试着舔进嘴里并咽下，说明宝宝对吃东西有兴趣，这时就可以放心给宝宝喂辅食了；如果宝宝将食物吐出，把头转开或推开父母的手，说明宝宝不要吃也不想吃。父母一定不能勉强，隔几天再尝试喂食。

👣 添加辅食的原则

◌ 由少到多

当宝宝愿意吃并能正常消化时，再逐渐增多宝宝的辅食量；如果宝宝不肯吃，就不要勉强地喂，可以过2~3天再喂。

◌ 由稀到稠

宝宝的辅食要由稀到干、由细到粗、由软到硬、由淡到浓，要使宝宝有一段逐渐适应的过程。

◌ 由一种到多种

刚开始喂辅食时，为了不让宝宝偏食，让宝宝每次只品尝一种食物的味道。宝宝的味觉十分灵敏，刚出生不久的宝宝就知道糖水比凉开水好喝，会更喜欢喝糖水。同样用奶瓶喂配方奶和母乳时，有的宝宝会不吃配方奶而吃母乳。

味觉如此敏感的宝宝在开始吃母乳以外的食物时，他会记住吃过的每一种食物的味道，所以1岁以前吃习惯的食物，之后也会喜欢吃。为了使宝宝不偏食，要让他一种一种地品尝食物的味道。

此外，在1岁以前尽量让宝宝吃到更多种类的食物，这一点也很重要。因此要注意以下两点：

①为了保持食物原有的味道，调味要清淡。

②刚开始添加时，不要几种食物混合喂食，每次只喂一种；宝宝记住食物的味道以后，再一种一种逐渐增加食物。

◌ 考虑宝宝因素

要根据季节和宝宝的身体状态来添加辅食，并要一种一种地增加。如果宝宝的大便变稀不正常，要暂停增加，待恢复正常后再增加。另外，在炎热的夏季和宝宝身体不好的情况下，不要添加

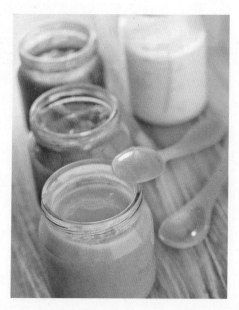

辅食，以免宝宝产生不适。比如，在刚开始添加辅食时，有的宝宝因为感冒而身体不适，从而不喜欢吃添加的固体食物。遇到此种情况，就要停止喂食固体食物，等宝宝恢复健康以后再重新开始。相反，如果宝宝虽然发热，但没有出现腹泻、呕吐等症状，食欲良好时，就不必暂停，可以喂食一些米汤、菜粥之类容易消化的食物。添加辅食进行到一定阶段，可以给宝宝喂食以前吃过的食物。如果宝宝不喜欢吃的话，就喂母乳、凉开水和菜汤。

注意卫生

宝宝餐具要固定专用，除注意认真洗刷外，还要每日消毒。

尽量不放或少放调味料

宝宝最初的辅食是不添加任何调味料的，只用清水煮熟即可。如果加入调味料，就会使食物失去原来的味道。比如，土豆被煮熟后，自然就会有甜味，如果加入各种调味料反而很难尝出原来的味道。这种食物本来的味道比较清淡，已经习惯浓厚味道的成年人是不会觉得好吃的。但是还不知道浓厚味道的婴儿却会喜欢。所以，为了让宝宝知道食物本来的味道，在宝宝还不能和成人吃一样食物之前，最好不要添加调味料。

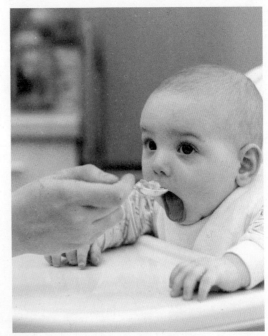

在辅食喂养期间，可根据宝宝的喜好制作辅食，例如可多用胡萝卜、香蕉、苹果等甜味较重的蔬果，大多数宝宝都会喜欢吃。

妈妈要有耐心

妈妈在喂宝宝辅食时，要有耐心，还要想办法让宝宝对食物产生兴趣。不要以为宝宝第一次对某种食物不接受，就是不喜欢这种食物，要通过10~15次反复刺激，宝宝才会接受新食物。喂辅食时，可以锻炼宝宝逐步适应使用餐具，为以后独立用餐具做好准备。

训练宝宝的咀嚼能力

刚开始可以给宝宝吃些易消化的糊状食物，如米粉、水果泥、蔬菜泥、鸡蛋黄等。随后可以给宝宝吃点半固体的食物，如烂面条等，此时是慢慢练习宝宝的咀嚼能力，给宝宝的食物一定要是小块且易消化、易咀嚼的食物。即宝宝的食物颗粒要细小、口感要嫩滑，以此锻炼宝宝的吞咽功能，为以后过渡到固体食物打下基础。在宝宝快要长牙或正在长牙时，妈妈可把食物的颗粒逐渐做得粗大，这样有利于促进宝宝牙齿的生长，并锻炼他们的咀嚼能力。但固体食物不要太硬，以免宝宝不好咀嚼。

宝宝要学会咀嚼吞咽需要一个过程。添加食物种类，也应习惯了一种再加另一种，这样才是锻炼宝宝咀嚼能力的最好办法。

妈妈一定要根据宝宝月龄逐步更换食物，灵活掌握增添辅食的品种和数量，为宝宝的口腔肌肉提供各种不同的刺激，耐心地反复训练宝宝的咀嚼能力。

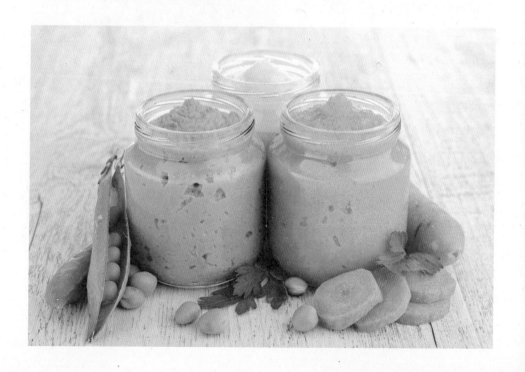

良好的开始帮助宝宝自然断奶

①刚开始添加辅食时，奶和奶制品仍然是宝宝的主食。

因为宝宝的胃肠功能还不够完善，对辅食的消化、吸收能力还远远不如对奶类的消化能力强。如果辅食添加得过多，辅食中的营养宝宝吸收不了多少，而奶的摄入量又明显减少，宝宝的生长发育肯定会受影响。所以，控制辅食的添加量和保证奶的摄入量才能保证孩子有全面、充足的营养。

②食物要呈泥糊状，软滑、易咽，不要加盐，因为母乳或配方奶粉中的含钠量已能满足宝宝生长发育的需要。

如果宝宝不接受辅食，可以在辅食中加一些奶，宝宝可能会更容易接受。

③第1次添加辅食的时间建议选择在上午11点左右。

在宝宝饿了正准备吃奶之前给他调一些米粉，让他吃2勺，相应地把奶量减少3~4毫升。逐渐的，这顿辅食的量越加越多，奶量越来越少，几个月以后这顿饭就可以完全被辅食替代了。有些妈妈喜欢在两顿奶之间给宝宝加辅食，隔2小时就加1次，妈妈很累不说，宝宝总是处于半饿半饱的状态，饥饿感不强吃起来自然不是很香，宝宝的消化系统也得不到休息。

④要使用小勺而不是奶瓶喂辅食。

可选择大小合适、质地较软的勺子，开始时只在勺子的前面装少许食物，轻轻地平伸，放到宝宝的舌尖上。不要让勺子进入宝宝口腔的后部或用勺子压住宝宝的舌头，否则会引起宝宝的反感。

⑤第1次添加1~2勺（每勺3~5毫升）、每日添加1次即可，宝宝消化吸收得好再逐渐加到2~3勺。

观察3~7天，没有过敏反应，如呕吐、腹泻、皮疹等，再添加第2种辅食。按照这样的速度，宝宝1个月就可以添加4种辅食。但对于宝宝品尝味道来说已经足够了，妈妈千万不要太着急，这个阶段的宝宝还是要以奶为主。如果宝宝有过敏反应或消化吸收不好，应该立即停止添加的食物，等1周以后再试着添加。

各类食品的喂食方法

谷类

开始添加辅食时，应先给宝宝喂食米汤。此外，把面条或燕麦片煮烂后，只取表层的汤汁喂给宝宝也是可以的。但是，给宝宝做面条汤时，要先把面条焯一下除去盐分，然后再继续加热煮熟。

在给宝宝喂米汤时，还可以喂一些菜汤。但是宝宝吃的菜汤不需要加任何调味料，并且在刚开始时只能放一种蔬菜，喂食一段时间后，再一种一种地增加汤中蔬菜的种类。这样一周以后，宝宝就可以吃一些糊状食物了。

此外，还需要注意的是，市面出售的面包之类的食品虽说也属于谷类，但是不要喂给宝宝。因为面包中加入了盐、糖、酵母、黄油，味道和口感都比粥和面条要好，所以宝宝一旦记住了面包的味道就可能不再想吃粥和面条了。由于面包中含有乳制品和鸡蛋，为了预防宝宝出现过敏反应，也应在离乳后期给宝宝喂食。

果汁

不满4个月的宝宝不应添加果汁等辅食。即使到了添加辅食的年龄，也最好不要给孩子喝果汁之类的甜酸液体，这有可能干扰吃奶。若想给孩子添加水果，可喂果泥。1岁以内，最好选择味道不太甜和酸的水果，以免干扰奶的摄入。此外给宝宝添加果汁时，最好是家庭自制的果汁。因为自制果汁所富含的维生素等营养素更加全面，有利于婴儿的饮食健康。

蔬菜

宝宝喝了一周米汤之后，就可以吃一些煮得烂烂的粥或面条。此时要在粥或面条里加入蔬菜。要把蔬菜切碎、磨碎后再加入粥中一起煮烂。蔬菜每天一种，尽量每天更换种类。开始时先喂容易消化、颜色较浅的蔬菜，然后逐渐喂颜色较深的。

另外，为了让宝宝记住每一种蔬菜的味道，开始添加蔬菜时粥中每次只加一种。宝宝一种一种地品尝了每种蔬菜以后，就可以把两种蔬菜一起、再三种蔬菜一起喂给他……这样宝宝就可以吃到大量的蔬菜。

多吃蔬菜的孩子身体健康，为了让孩子喜欢吃各种蔬菜，要让宝宝一种一种地习惯每种蔬菜的味道，同时喂给他各种蔬菜。

宝宝也有他喜欢吃的和不喜欢吃的。一般来说，宝宝更喜欢吃地瓜、南瓜等甜味的蔬菜。如果菜粥中加入他喜欢吃的蔬菜，他就会张大嘴巴、狼吞虎咽。相反，如果菜粥加入的是胡萝卜等甜味很淡的蔬菜，宝宝吃上两三口，就会闭上嘴不再想吃。遇到这种情况，下一次时可以把胡萝卜和南瓜或者白菜等宝宝喜欢的蔬菜搭配做成菜粥，宝宝就会喜欢吃了。

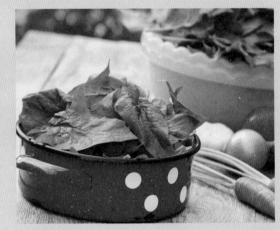

蛋黄

宝宝出生6个月后，体内从母体中带来的铁质贮存基本上消耗完了。无论是母乳喂养还是人工喂养的宝宝，此时都需要开始添加一些含铁丰富的辅食，鸡蛋黄是比较理想的食品之一。鸡蛋黄里不仅含有丰富的铁，也含有宝宝需要的其他营养素，而且比较容易消化，添加也很方便。不过鸡蛋黄不可当作第一道辅食。因为鸡蛋黄容易引起宝宝过敏，最开始添加辅食的时候，一定要先添加最不容易引起宝宝过敏的纯米粉，而不要添加鸡蛋黄、蔬菜之类的米粉。待添加一段时间的纯米粉之后，再逐渐加鸡蛋黄给宝宝吃。开始可以先喂一个鸡蛋黄的1/4，如果宝宝消化得很好，大便正常，无过敏现象，那么可以逐步加喂到1/2个、3/4个鸡蛋黄，直至可以喂整个鸡蛋黄。

鸡蛋黄的添加方法：一是把鸡蛋煮熟，注意煮的时间不能太短，以鸡蛋黄恰好凝固为宜，然后将鸡蛋黄剥出，用小勺碾碎，直接加入煮沸的配方奶中，搅拌均匀，等配方奶稍凉后即可喂哺宝宝；还有一种方法是鸡蛋煮熟后，直接把鸡蛋黄取出碾碎，加少量开水或

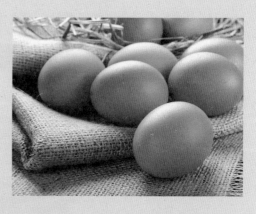

肉汤拌匀，用小勺喂给宝宝。这种方法对有些尚不适应用小勺吃东西的宝宝，可能会有些困难。

维生素C有助于铁的吸收，因而家长可以将富含维生素C的蔬菜、水果做成果汁、菜汁来调和鸡蛋黄，补铁的效果会非常好。

给宝宝喂食首选富含蛋白质的食物

宝宝7个月时，就可以在菜粥中加一些富含蛋白质的食品。同一种蛋白质食品每周喂食1次即可，不要连续喂。这样可以预防出现过敏，也有利于出现不良反应时的诊断和治疗。

要先从白色的鱼肉开始，然后再增加贝类和其他的鱼肉。开始时每天添加5克即可，之后每个月增加5克。

宝宝7个月以后，就可以吃一些豆制品。开始时可以每周喂宝宝1次豆腐，每次1小块，之后可以逐渐加量。

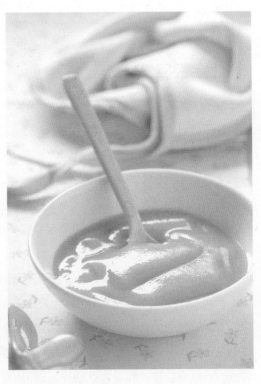

8个月以后可以添加肉类，尤其是铁质丰富的动物肝脏。动物的肝脏能够预防贫血，要每周喂1次。先喂猪肝，然后是鸡肝、牛肝。因为动物的肝脏腥味较大，有许多成年人也不喜欢，但是如果在添加辅食期间就经常让宝宝吃的话，宝宝就会自然而然地喜欢吃动物的肝脏。虽然牛奶、鸡蛋以及奶制品和蛋制品营养价值高，但是在添加辅食初期就给宝宝喂食，容易引起过敏。

除牛奶、鸡蛋以外，鱼肉、豆制品、肉类也会引起宝宝出现过敏反应，所以在喂食时，注意观察宝宝是否出现湿疹、尿布疹和荨麻疹等过敏症状。如果出现过敏症状，就要暂时停止喂食此食品，等宝宝大一些时再给宝宝喂食。何时再给宝宝添加此食品，要根据过敏程度轻重决定。

三、断奶时刻来临

如果你选择长期哺乳，宝宝渐渐长大，接触的食物增多，他就会自然而然地断奶。但有时候，妈妈需要人为地给宝宝断奶，这时就需要掌握一些断奶技巧。

让宝宝自然断奶

宝宝1岁时，母乳和以前一样富含营养，但是由于宝宝可以吃很多种食物，所以母乳不再是宝宝主要的营养来源。对于宝宝来说，母乳成了精神安慰剂。

1岁时，宝宝吃奶也只是用嘴含着乳头玩，只要含着乳头，他就会得到满足。母亲要做到宝宝想吃奶就喂他，一定要让他知道，他是随时都可以吃奶的。这样母亲不用强行给宝宝断奶，宝宝也会自然断奶的。除了吃奶之外，宝宝还有许多撒娇的方式，比如要抱抱，让妈妈读故事给他听等。

2岁时，宝宝开始懂得体贴母亲。比如，母亲乳头皲裂疼痛时，有的宝宝看到母亲的伤口和表情，就会从那天起不再要吃奶了。

贝贝自出生就喝母乳，虽然6个月时开始接触辅食，不过每天贝贝都习惯吃几顿母乳，特别是临睡前。贝贝快2岁的时候，妈妈对他说："妈妈的乳房很疼，还是不吃了吧。"贝贝好像很担心，从那一天晚上起他不吃奶也能乖乖地睡觉了。断奶后的贝贝很健康，而且食欲旺盛。贝贝妈妈的乳房也没有感到肿胀，顺利断奶。

一般来说母亲只要如此耐心对待宝宝，不必强迫，大多数的宝宝都会在1~3岁时自然断奶。在这一时期，母亲要尽量满足宝宝的愿望，但是母亲不要为了安慰宝宝主动给他喂奶，这样不利于宝宝断奶。

切莫突然断奶或强行断奶

建议各位妈妈：绝对不可突然断奶。突然断奶不仅对妈妈的身体不好，也会对宝宝的身心造成冲击，除非身体上有特殊的状况需要立即断奶。

世界卫生组织鼓励妈妈们母乳哺喂到幼儿2岁的年纪，尽管6个月后的宝宝已经开始接触辅食，但母乳仍可作为餐与餐之间的点心。

自然离乳是非常好的选择，但并不是唯一好的选择。妈妈引导宝宝离乳也足够好。母乳妈妈应该提前学习给宝宝断奶的知识，以防出现不得不突然断奶的情况时手忙脚乱。

就像母乳喂养是最好的选择，但并不是唯一的选择一样。如果妈妈懂得用其他方式满足孩子对亲密依恋的需求，配方奶粉喂养也是足够好的选择。

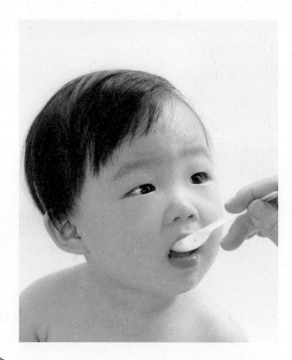

断奶问题对孩子来说是件大事，一定要高度重视。断奶不单是营养的转变，更重要的是在情感上失去母亲怀里吸吮和依偎的机会，处理不好会对孩子幼小的心灵造成重大的精神刺激。

建议断奶前2~3个月要逐渐增加食物，使断奶成为水到渠成的事。并且要帮助孩子养成良好的饮食习惯，如蔬菜和肉食的合理搭配、教孩子咀嚼、少吃零食等，避免今后出现肥胖和偏食。改喂固体饮食后，有些孩子食量稍减是正常现象，不能采用威逼手段强制他多吃。要注意避免孩子用拒食手段要挟父母，达到满足他不合理要求的目的。

以下断奶方式不可取

1.暂离宝宝来断奶

欣欣已经满周岁了，自怀孕起就全职在家的欣欣妈妈想重回工作岗位，于是决定给欣欣断奶。可是，欣欣自打出生起就一直有妈妈陪伴在身边，饿了或者想撒娇时都习惯于抱着妈妈的乳房喝两口。欣欣妈妈狠狠心，把孩子丢给爷爷奶奶照看，自己到外面散心去了。一周后，欣欣果然不吵着喝母乳了，可是整个人却瘦了一圈，精神也萎靡不少。可见，自己离开的这一周，孩子有多痛苦。欣欣妈妈既心痛又悔恨。

暂离宝宝来断奶，会增加宝宝的焦虑感和精神负担，妈妈的突然不见会让宝宝产生极度的不安全感，从而对周围的环境和人产生不信任感，有的宝宝还有可能会因此而生病。

2.夜间断奶

果果一岁半了，果果妈妈白天要上班，晚上还要给果果哺乳，很是辛苦。果果妈妈听说断奶以后孩子夜里就不会啼哭了，于是果果妈妈就给孩子断奶了。前3天，果果总是哭着要吃奶，之后就不再要吃奶了，夜里也不哭了。但是，他的食欲大减，也没有精神。果果妈妈还是感到乳房胀痛，现在每天都挤奶。断奶让母子两人都饱受折磨。显然这个案例中，果果断奶为时过早。其实只要宝宝想吃奶就应该让他吃，如果母亲急于断奶，总抱着"不及早断奶不行"的想法，反而会促使孩子对母亲的乳房恋恋不舍。如果让孩子减轻心理负担，给他一种随时都可以吃奶的感觉，孩子就会得到满足，也会轻松地断奶了。

当你开始觉得睡觉不是休息而是喂奶和工作，因此讨厌上床睡觉时，你就必须改变夜间哺乳方式了。你可以限制夜间喂奶，例如告诉孩子："我们以后只在太阳公公出来的时候和太阳公公下山的时候吃奶。"对孩子说"不"并不代表你就不是一个好妈妈。

此时可以发挥爸爸的作用。爸爸在孩子幼儿时期的角色很重要，和爸爸一起玩耍会成为孩子生活中重要的一部分，母乳也会随之变得不那么重要了。孩子大一些后，许多爸爸接管了哄孩子睡觉的工作。妈妈可能还需要睡前喂奶，但可以由爸爸给孩子洗澡、讲故事。最后，孩子可能不用喂奶就能睡着，这时爸爸的看护技巧非常关键，例如爸爸可以和孩子一起看一部慢节奏的电影，或者给孩子讲个比较长但没那么振奋人心的故事。

3.因为母乳喂养过程中出现问题而断奶

牛牛快1岁了，牙齿已经冒出七八颗，不过这下可苦了牛牛妈，因为牛牛吃奶的时候总咬乳头，牛牛妈妈产生了给牛牛断奶的想法。其实，孩子咬乳头时，要轻轻呵斥，但不要吓着孩子，要告诉孩子这样不可以，妈妈疼，然后再把乳头拿开，就可以了。如果孩子仍咬乳头，那么也可以考虑断奶。

当然，有时候在母乳喂养过程中，会出现这样那样的问题，但不要因此而产生畏难情绪，轻易给宝宝断奶。就算遇到宝宝罢奶的情况，也要认真分析才能断定是否该给宝宝断奶了。一般来说，1岁前的宝宝突然罢奶，并不是宝宝不想喝母乳了，而是宝宝自身或者母乳出现问题了，要找出原因予以纠正，让宝宝重新爱上母乳。1岁之后罢奶，有可能是宝宝到了自然断奶的时机，排除宝宝生病或者母乳出现问题的因素，就可以让宝宝自然断奶。

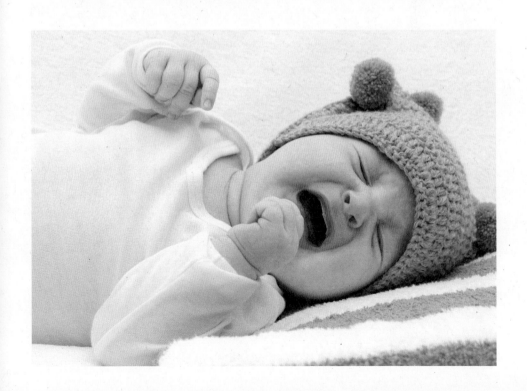

循序渐进帮宝宝断奶

　　自然断奶是对宝宝、对妈妈都不会产生副作用的完美断奶方式。不过，并不是所有的妈妈都能耐心地等到宝宝自然断奶的那一天，并且有的妈妈并不打算长期哺乳。如果妈妈决定要给宝宝断奶，一定要事先做好准备，断奶要循序渐进，要有耐心，不能太急功近利或者太过突然。

　　离乳方法

　　①宝宝断奶时若是哭闹不安，可以让另外的照顾者取代妈妈安抚宝宝。

　　②1岁之前的宝宝，若是晚上醒来次数增加，让母亲感到有些累时，可以使用奶嘴安抚，待断奶后再由妈妈调整宝宝的心情，拿掉奶嘴。

　　③刚断奶时可以逐次减少喂奶次数，延长间隔时间，如从1天喂3次，到一天只喂早、晚2次，再变成1天1次。等宝宝适应良好后，便停止喂奶。若是宝宝变得十分黏人，等妈妈完全断奶后，再抱宝宝安抚。

　　④妈妈开始断奶时，应减少大量喝流质汤水。若真口渴，也应少量多次；还要减少抱宝宝的次数，避免刺激乳腺和母性，而再度产奶和胀奶。

　　⑤宝宝开始吃手或咬东西，嘴巴无法得到满足时，可以用点心、水果或是奶嘴先让宝宝口欲得到满足，等妈妈断奶成功后再进行母爱的修补。

　　⑥喂母乳的母亲和宝宝之间会有微妙的感应，离乳时，母子之间很容易产生分离焦虑，这时母亲是非常辛苦的，家人要好好体恤，尤其是宝宝爸爸。父母可以把离乳当作宝宝环境适应能力的培养。只要家人关爱，1周左右就可以断奶成功。若是宝宝太过黏人和放不下，会造成更多的亲子问题。

妈妈亲近宝宝的方法

出生前，宝宝以妈妈的肚子为居所，和妈妈的亲密是谁都无法比拟的。出生后，宝宝脱离了妈妈子宫的包裹，安全感骤失，妈妈温柔的逗哄是保持母子亲密无间关系的法宝，尤其是断乳时，妈妈更要时刻关注宝宝情绪的变化，及时给予宝宝无微不至的呵护。

1.宝宝刚起床，让妈妈来擦擦小脸。来，妈妈亲亲宝宝圆圆的干净的脸蛋。

2.擦净小脸，舒服吧。

3.小宝贝吃饱喝足，妈妈陪你玩。

温柔断奶法

1.方法一：渐进式的离乳

当宝宝自己能稍微保持坐姿，并且会用手抓东西放嘴里或想吃手，对食物表现出高度兴趣，即可尝试给予辅食。宝宝可每隔2~3天有一餐以配方奶取代，渐进式地添加配方奶的次数，以取代母乳。若宝宝抗拒，可试着让其他家人如爸爸、保姆给予配方奶；也有些人会在宝宝身上包附妈妈的衣服，让宝宝感受妈妈的味道，产生相似的感受；或是喂母乳时候放宝宝熟悉的音乐，在用瓶喂配方奶的时候也是放同样的音乐，让宝宝在同样的氛围下渐离母乳改喝配方奶。

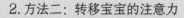

2.方法二：转移宝宝的注意力

在哺乳的同时尝试唱歌，或抚摸宝宝的背部、身体，当妈妈不想哺乳时，可以找其他方式替代感受，让宝宝知道他仍然是被爱的。例如，当孩子说："我要吃奶。"妈妈可以回答说："好啊！"同时可想办法，在宝宝想要喝奶前或是喝奶时，转移孩子的注意力，如一起玩耍或外出等。如果在外面宝宝突然很想喝奶，这时候妈妈可告诉孩子："好啊，回家再喝。"延缓孩子的需求时不要心软，运用转移的效果渐进式地达到断奶的过程。

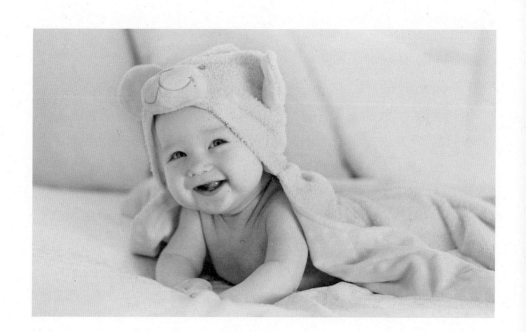

选择合适的断奶时间

为了轻松地成功断奶，顾及宝宝的身体，妈妈除了不能突然断奶，还要对断奶的时间有所选择。

养成不喂夜奶的好习惯

最好从月子里开始在夜里12点最后一餐母乳喂养时，一次让宝宝吃饱，让母子两人都可以得到充分的休息。而在凌晨时，休息足够的母亲，会在早晨产出一天里的最高奶量。总之，让宝宝养成好习惯，情商和智商都会得到很好的发育。

若是习惯提早养成，可以不用喂夜奶，一觉睡到天亮，才是一个好母亲应做的责任。如果喂食过多，不但孩子会肥胖，而且大人也会过累。

最好选择在春秋两季断奶

如果正值炎热的夏季或者寒冷的冬季，断奶的时间可以适当往后推迟一点儿。因为夏天太热，宝宝很容易产生食物过敏或得肠胃病。而冬天又太冷，宝宝习惯于温热的母乳和妈妈温暖的怀抱，突然改变饮食，容易受凉而引起肠胃道不适。所以。春秋两季是最适宜的断奶季节，天气温和宜人，食物品种也比较丰富。

断奶时出问题别着急

如果孩子自然断奶了，妈妈的乳房也自然就不泌乳了，那最好不过。不过有时候，断奶过程中也会出现一些问题。

宝宝把喝奶当作习惯

许多喝母乳的宝宝往往有自己固定的喝奶时间，如清晨醒来、午睡前或者晚上睡觉前等。当他形成这种习惯后，一旦在这些固定的时间里没有母乳喝，就会哭闹或者不肯入睡。试试在这些固定的时间里分散他的注意力，让他做些其他事，比如讲故事、睡前抚摸他的后背或去公园走走。如果他喜欢这些活动，你就知道他可以放弃在这个时间吃奶了。

乳房肿胀

自然断奶时，一般不会出现乳房肿胀，但是母乳分泌多的人偶尔也会乳房肿胀。即使宝宝不吃奶，乳房也会分泌乳汁，从而出现乳房肿胀的现象，这个时候就需要人工挤奶。不过挤奶时要注意，挤奶只要挤到乳房不胀痛为止，不要将乳汁挤完，否则乳房又会分泌大量的乳汁。由于宝宝已经停止吃奶，一个月内乳汁就会停止分泌。

不吃奶就睡不着

对于喝母乳的孩子来说，母乳无疑是哄孩子睡觉的最佳武器，有的宝宝甚至在睡觉前不喝母乳就不肯入睡。这时，你需要引导宝宝将愉快的活动跟甜蜜的睡眠联系起来。如在睡觉前，给孩子讲讲故事或给宝宝做一些抚触按摩等，等宝宝玩累了，就想睡着了。